Rutuja Devadkar

Indicadores de maturidade esquelética em ortodontia

Rutuja Devadkar

Indicadores de maturidade esquelética em ortodontia

ScienciaScripts

Imprint

Any brand names and product names mentioned in this book are subject to trademark, brand or patent protection and are trademarks or registered trademarks of their respective holders. The use of brand names, product names, common names, trade names, product descriptions etc. even without a particular marking in this work is in no way to be construed to mean that such names may be regarded as unrestricted in respect of trademark and brand protection legislation and could thus be used by anyone.

Cover image: www.ingimage.com

This book is a translation from the original published under ISBN 978-620-8-06534-8.

Publisher:
Sciencia Scripts
is a trademark of
Dodo Books Indian Ocean Ltd. and OmniScriptum S.R.L publishing group

120 High Road, East Finchley, London, N2 9ED, United Kingdom
Str. Armeneasca 28/1, office 1, Chisinau MD-2012, Republic of Moldova, Europe
Printed at: see last page
ISBN: 978-620-8-15316-8

INDICADORES DE MATURIDADE ESQUELÉTICA EM ORTODONTIA

Índice

INTRODUÇÃO 3

IDADE ESQUELÉTICA 5

RADIOGRAFIAS MÃO-PUNHO 7

AS VÉRTEBRAS CERVICAIS COMO INDICADOR DA MATURIDADE ESQUELÉTICA 30

CALCIFICAÇÃO DO CANINO MANDIBULAR COMO INDICADOR DE MATURAÇÃO ESQUELÉTICA 35

DESENVOLVIMENTO DO TERCEIRO MOLAR INFERIOR EM RELAÇÃO À MATURIDADE ESQUELÉTICA E À IDADE CRONOLÓGICA 37

DESENVOLVIMENTO DO SEIO FRONTAL COMO INDICADOR DA MATURIDADE SOMÁTICA NA PUBERDADE 40

A SUTURA PALATINA MEDIANA COMO INDICADOR DE MATURIDADE 43

BIOMARCADORES COMO INSTRUMENTO DE AVALIAÇÃO DA MATURIDADE DO ESQUELETO 45

Conclusão 54

REFERÊNCIAS 55

INTRODUÇÃO

O crescimento pode ser definido como "a série completa de alterações anatómicas e fisiológicas sequenciais que ocorrem entre o início da vida pré-natal e o fim da senilidade". Todos os indivíduos crescem e amadurecem, mas não ao mesmo tempo. O crescimento tem uma caraterística essencial de variabilidade que implica que a maturação do crescimento ocorre em alturas diferentes em indivíduos diferentes. A maturação biológica é definida em relógios diferentes para indivíduos diferentes devido a variações individuais no momento, duração e velocidade de crescimento. O momento cronológico da puberdade e o surto de crescimento na adolescência demonstram muita variação e são afectados por factores genéticos e ambientais que tornam a estimativa da idade um procedimento complexo.

O curso do tratamento ortodôntico muitas vezes depende da intensidade do crescimento facial. A medição precisa da maturidade esquelética é fundamental para entender a possível etiologia, diagnóstico, modalidade, tempo de tratamento e seu eventual resultado de várias anomalias esqueléticas. Algumas decisões clínicas importantes em ortodontia, como extrair ou não extrair, o uso de aparelhos ortopédicos funcionais e algumas decisões cirúrgicas são baseadas no crescimento de um indivíduo.

Vários parâmetros têm sido utilizados como indicadores de maturidade para a avaliação do crescimento em crianças. Os parâmetros clássicos incluem alterações na altura e no peso do corpo, aparecimento de caraterísticas sexuais secundárias, idade cronológica, mineralização e calcificação dos dentes e maturação do esqueleto. Um inconveniente importante de alguns destes métodos é a variabilidade intra e inter-utilizadores.

O SMI, tal como outros métodos, tem as suas limitações. Uma vez que é atribuído um único indicador esquelético para cada fase, as variações na sequência de aparecimento dos indicadores de maturidade esquelética ou indicações pouco claras desses indicadores podem conduzir a erros de classificação.

ALGUNS DOS MÉTODOS MAIS COMUNS PARA AVALIAR O CRESCIMENTO INCLUEM:

1. **IDADE CRONOLÓGICA**
2. **IDADE DENTAL**
3. **IDADE ESQUELÉTICA**
4. **IDADE BIOQUÍMICA**

Muitas vezes, a idade cronológica não é suficiente para avaliar o estádio de desenvolvimento e a maturidade de um doente, pelo que é necessário determinar a idade biológica. A idade biológica é determinada a partir da idade esquelética, dentária e morfológica e do início da puberdade.

OS REQUISITOS DE UM INDICADOR DE MATURIDADE IDEAL INCLUEM:
1. Deve ser seguro
2. Não invasivo
3. Exigir radiação mínima
4. Deve ser exato
5. As fases de maturidade devem ser bem definidas e facilmente identificáveis.
6. Económica
7. Armamento mínimo e requisitos pessoais
8. O método deve ser simples de aplicar
9. Deve ser válido ao longo do tempo e em todos os grupos etários

IDADE ESQUELÉTICA

Depois de Roentgen ter demonstrado a sua nova descoberta radiográfica em 1895, Sydney Rowland, em Londres, em 1896, introduziu a ideia de utilizar o tamanho e a forma comparativos das sombras radiográficas de ossos em crescimento como indicadores de crescimento e maturidade.
A maturação do esqueleto refere-se ao grau de desenvolvimento da ossificação no osso.

A idade esquelética é considerada a idade mais fiável para a avaliação do crescimento para fins ortodônticos. Está intimamente relacionada com o crescimento de um indivíduo. As fases de crescimento podem ser determinadas com exatidão utilizando métodos baseados em indicadores de maturação do esqueleto. A idade óssea é uma indicação do desenvolvimento físico e da maturação do esqueleto. Os padrões obtidos por meio de radiografia são utilizados para determinar a ordem, a taxa, o tempo de aparecimento e o progresso da ossificação de vários centros de ossificação do esqueleto. A idade óssea pode ser calculada pela ausência ou presença de vários centros ósseos em vários locais anatómicos do corpo.

BASE PARA A AVALIAÇÃO DO ESQUELETO:

A base para a avaliação da idade do esqueleto é o facto de, durante o crescimento, cada osso passar por uma série de alterações que podem ser observadas radiograficamente. A sequência das alterações é relativamente constante para um determinado osso em cada pessoa, mas o momento em que ocorrem varia porque cada pessoa tem o seu próprio relógio biológico. Diferentes centros de ossificação aparecem e amadurecem em alturas diferentes. A ordem, a taxa, o tempo de aparecimento e o progresso da ossificação nos vários centros de ossificação ocorrem numa sequência previsível. Praticamente qualquer osso do corpo pode ser avaliado quanto ao estado de maturação, mas determinados locais anatómicos são adequados para a avaliação da maturidade esquelética.

Um local anatómico ideal para a avaliação da maturidade do esqueleto é facilmente acessível e deve conter os ossos ou unidades esqueléticas que amadurecem em tempos diferentes e que podem ser padronizados.

AS REGIÕES ANATÓMICAS UTILIZADAS PARA A AVALIAÇÃO DAS FORRAGENS INCLUEM :

1. CABEÇA E PESCOÇO : Crânio Vértebras cervicais Sutura palatina média

2. LIMBO SUPERIOR: Articulação do ombro - escápula
    Cotovelo
    Pulso e dedos da mão

3. LIMBO INFERIOR: Fémur
    Articulação da anca
    Joelho/ tornozelo
    F oot-tarsals/meta-tarsals

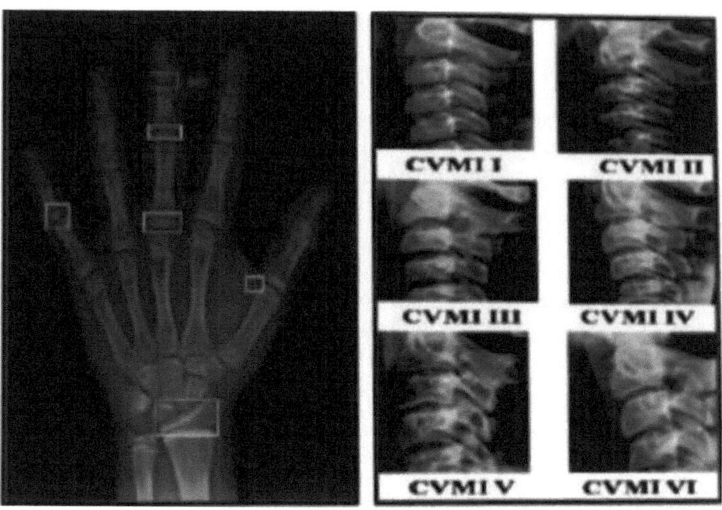

MÉTODOS DISPONÍVEIS PARA AVALIAR A MATURIDADE ESQUELÉTICA DE UM INDIVÍDUO :

1. UTILIZAÇÃO DE RADIOGRAFIAS DA MÃO E DO PULSO

2. AVALIAÇÃO DA MATURAÇÃO DO ESQUELETO ATRAVÉS DAS VÉRTEBRAS CERVICAIS

3. AVALIAÇÃO DA MATURIDADE ATRAVÉS DO EXAME CLÍNICO E RADIOGRÁFICO DAS DIFERENTES FASES DE DESENVOLVIMENTO DOS DENTES.

4. MARCADORES BIOQUÍMICOS NA MATURAÇÃO DO ESQUELETO

RADIOGRAFIAS MÃO-PUNHO

A radiografia da mão e do pulso é considerada o método mais normalizado de avaliação do esqueleto.

A região do pulso da mão é constituída por numerosos ossos pequenos. Estes ossos apresentam um padrão previsível e programado de aparecimento, ossificação e união desde o nascimento até à maturidade. Esta é uma das regiões mais adequadas para o estudo do crescimento. A avaliação da maturação do esqueleto utilizando radiografias do punho como um índice baseado no tempo e na sequência do aparecimento dos ossos do carpo e de certos eventos de ossificação tem sido relatada por muitos investigadores.

HISTÓRIA:

* Ranke (1896) estudou pela primeira vez o progresso do desenvolvimento do esqueleto através de roentgenogramas do pulso
* Pryor e Rotch (década de 1900), tabelaram indicadores de maturidade em radiografias sequenciais de mãos e pulsos em crescimento
* Hellman publicou a sua observação sobre a ossificação da cartilagem epifisária da mão em 1928
* Todd TW (1937) compilou dados sobre o pulso da mão que foram posteriormente desenvolvidos por Greulich e Pyle (1959)
* O aparecimento de calcificação do osso sesamoide, segundo Flory (1936), é um indicador do período imediatamente após a puberdade.

Anatomia relativa do pulso da mão:

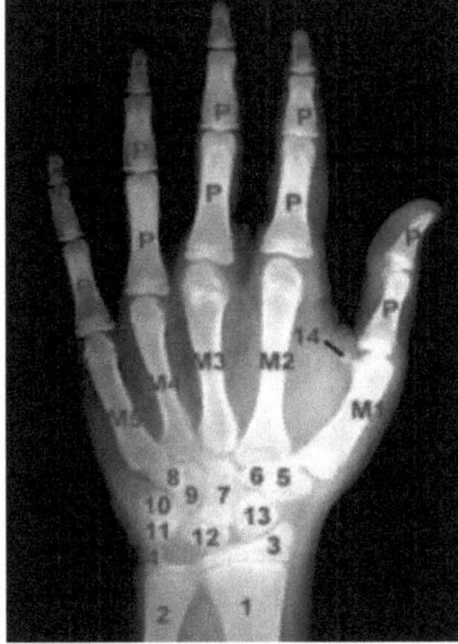

O pulso da mão é constituído pelos quatro grupos de ossos seguintes:

1. EXTREMIDADES DISTAIS DOS OSSOS LONGOS DO ANTEBRAÇO: O primeiro grupo de ossos é formado pelas extremidades distais dos ossos longos do antebraço, o rádio e o cúbito. Na posição anatómica, com a palma da mão

virada para cima ou para a frente, o cúbito encontra-se na face medial, enquanto o rádio se encontra na face distal.

2. OS CARPALOS : Também chamados ossos do pulso, são em número de oito, de contorno irregular e sem forma específica. Estão dispostos em duas filas, uma proximal e outra distal. Os ossos da fila proximal são o escafoide, o semilunar, o triquetral e o pisiforme. Os ossos da fileira distal incluem o trapézio, o trapezoide, o capitato e o hamato.

3. OS METACARPOS: São os ossos da palma da mão. São os ossos longos em miniatura que formam a estrutura esquelética da palma da mão humana. São numerados de 1 a 5, do polegar ao dedo mindinho. Cada metacarpo ossifica-se a partir de um centro primário (no seu eixo) e de um centro secundário na extremidade distal, exceto no primeiro metacarpo, onde o centro secundário de ossificação aparece na extremidade proximal.

4. AS FALANGES: São os pequenos ossos que formam os dedos. Cada dedo, exceto o polegar, é composto por três falanges. O polegar tem apenas duas falanges. Os três ossos são designados por falanges proximal, média e distal. O polegar só tem falanges proximais e distais.

As falanges ossificam-se em três fases:
1.ETAPA 1: A epífise e a diáfise são iguais
2.FASE 2: A epífise cobre a diáfise, envolvendo-a como uma tampa.
3.ETAPA 3: A fusão ocorre entre a epífise e a diáfise

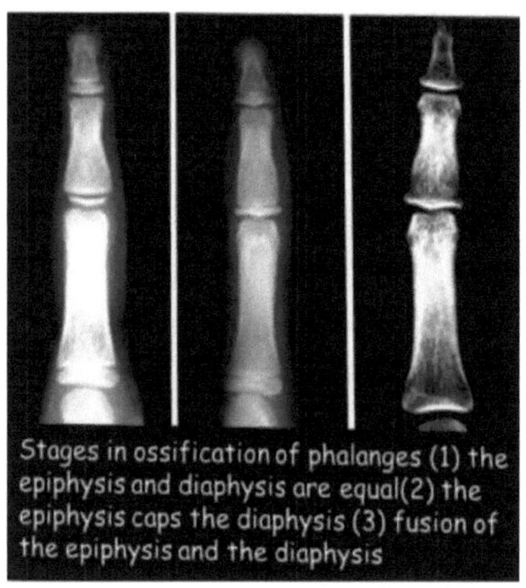

O OSSO SESAMÓIDE: O osso sesamoide é um pequeno osso nodular, mais frequentemente presente nos tendões na região do polegar.

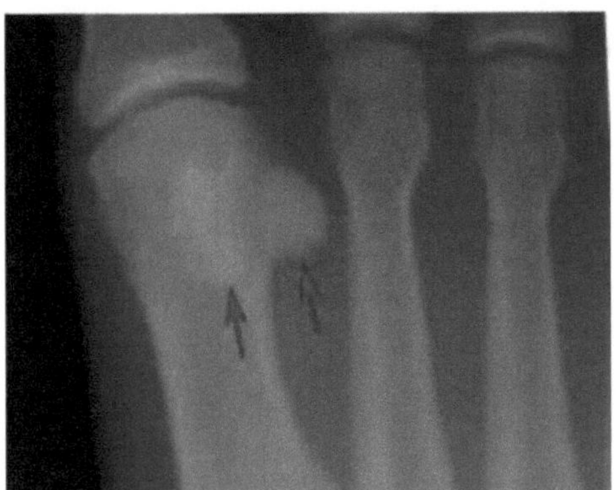

MÉTODOS DE ESTIMATIVA DA MATURIDADE DO ESQUELETO UTILIZANDO RADIOGRAFIAS MÃO-PUNHO:

1. **MÉTODO ATLAS DE GREULICH E PYLE**

2. **MÉTODO DE TANNER E WHITEHOUSE**

3. **BJORK,GRAVE E BROWN METHOD**

4. **MÉTODO DE AVALIAÇÃO DO CANTOR**

5. **INDICADORES DE MATURIDADE ESQUELÉTICA DE FISHMAN**

6. **MÉTODO DE HAGG E TARANGER**

Envolveu duas etapas específicas, o atlas e o método específico do osso
O Método Atlas :-
Comparação de um filme de pulso com um filme padrão do mesmo sexo e da idade cronológica mais próxima
O filme seria então comparado com os padrões adjacentes, tanto mais antigos como mais jovens
Por fim, é escolhida a norma que mais se assemelha ao filme em questão

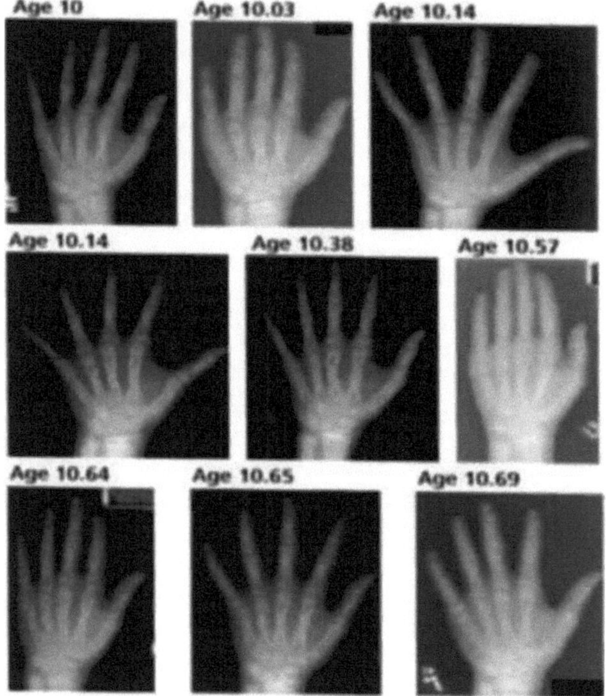

Método específico para os ossos :-
Depois de selecionar o padrão adequado, proceder a uma comparação mais pormenorizada de cada um dos ossos e epífises
A ordem a considerar □ Extremidade distal do rádio e da ulna, Carpos (Capitado, Hamato, Triquetral, Semilunar, Escafoide, Trapézio, Trapézio, Pisiforme), Metacarpos e finalmente falanges
A cada centro é atribuída uma idade esquelética e a idade global é então determinada

MÉTODO TANNER E WHITEHOUSE:

Sugeriu três métodos de pontuação de ossos individuais para determinar a idade do esqueleto.
RUS pontuação dos ossos :-
Avalia o rádio, a ulna, os metacarpos dos dedos 1, 3 e 5 e as falanges média e distal dos dedos
3 e 5
Método do osso do carpo :-
Escores capitato, Hamato, Triquetral, Semilunar, Escafoide, Trapézio e Trapézio

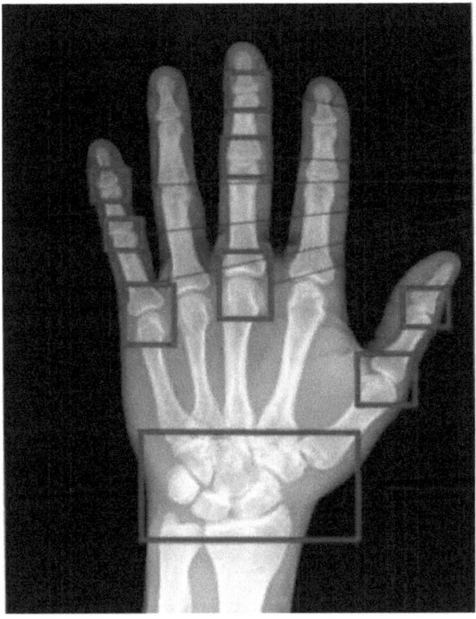

Método TW2 :-
Considerar 20 ROI localizadas nos ossos principais
Cada ROI está dividida em 3 partes - Epífises, Metáfises e Diáfises
O desenvolvimento de cada ROI é dividido em fases discretas e a cada fase é atribuída uma letra É associada uma pontuação numérica a cada fase para cada osso
Ao adicionar as pontuações de todos os ROI, obtém-se uma pontuação global de maturidade

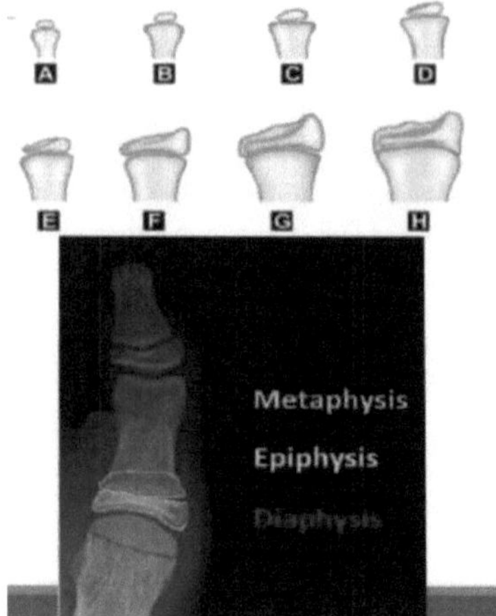

MÉTODO DE BJORK, GRAVE E BROWN: O método foi apresentado por Bjork (1972) e mais tarde modificado por Grave e Brown (1976).[s] Eles dividiram todo o processo maturacional dos ossos da mão entre as idades de 9 e 17 anos, em 9 estágios. Cada um destes estádios representa um nível de maturidade do esqueleto. Foi utilizado um total de 14 pontos de ossificação. Os eventos de ossificação estão localizados na área das falanges, dos ossos do carpo e do rádio. A idade cronológica adequada para cada um dos estádios foi indicada por Schoph em 1978.

Existem três fases de ossificação das falanges :

Primeiro estágio: A epífise apresenta a mesma largura que a diáfise (=)
Segundo estágio: Estágio de capeamento (=cap); a epífise circunda a diáfise como uma capa. Terceira fase: Estágio em U (=U); fusão óssea da epífise e da diáfise.

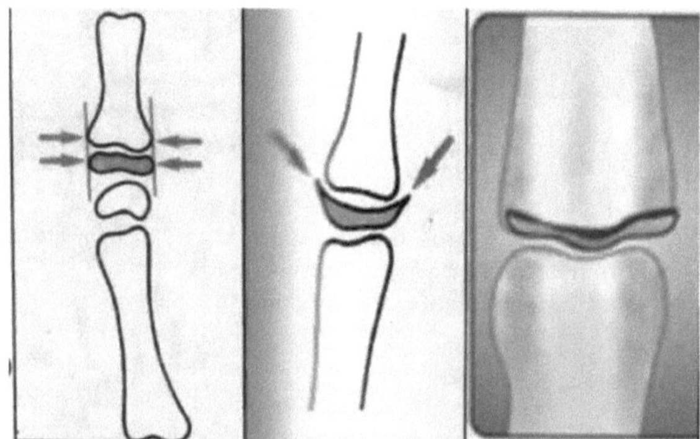

Etapas da ossificação das falanges.

PRIMEIRO ESTÁGIO PP2 ESTÁGIO (M=10.6yr; F=8.1yr) :

A epífise da falange proximal do dedo indicador (PP2) tem a mesma largura que a diáfise.

SIGNIFICADO: Ocorre aproximadamente três anos antes do pico do crescimento pubertário.

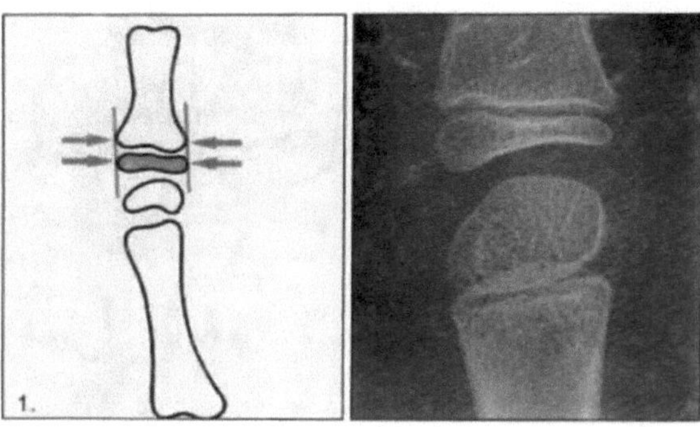

Primeira fase (fase PP2)

SEGUNDA ETAPA ETAPA MP3 (M= 12,0 anos; F= 8,1 anos) :

A epífise da falange média do dedo médio (MP3) tem a mesma largura que a diáfise.

SIGNIFICADO: Esta fase é observada imediatamente antes do início do surto de crescimento pubertário.

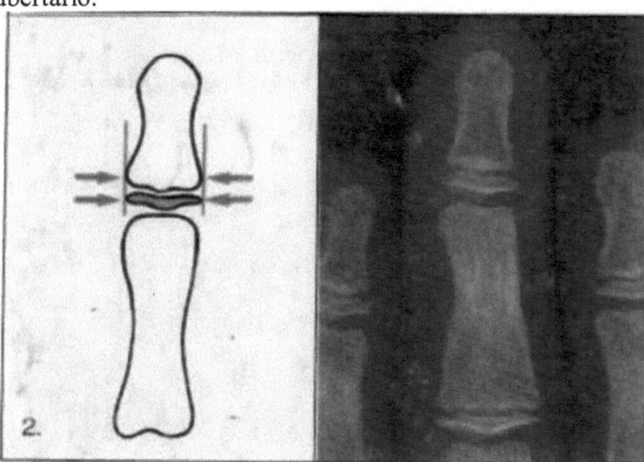

Segunda fase (MP3 STAGE)

TERCEIRA FASE Pisi, H1, Fase R (M = 12,6 anos; F = 9,6 anos) :

Esta fase de desenvolvimento pode ser identificada por três áreas de ossificação distintas; estas apresentam variações individuais, mas aparecem ao mesmo tempo durante o processo de maturação.

Fase de Pisi: ossificação visível do pisiforme

Fase H1: o processo hamular (gancho) do hamato apresenta ossificação.

Estádio R: mesma largura da epífise e da diáfise do rádio.

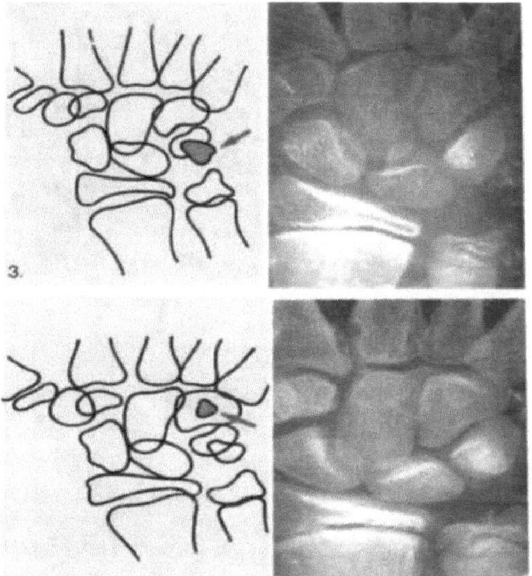

Terceira fase , Pisi ,H1 Fase

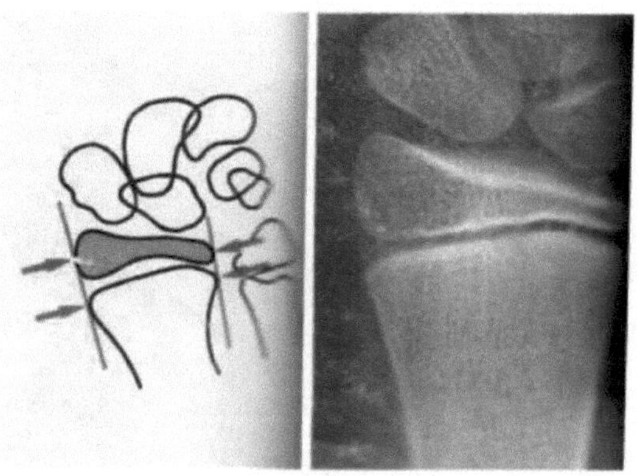

Terceira fase , Fase R

QUARTO ESTÁGIO S e Estágio H2 (M=13,0 anos; F= 10,6 anos)
S - estádio: primeira mineralização do osso sesamoide ulnar da articulação
metacarpofalângica do polegar.

Fase H2: ossificação progressiva do processo hamular do hamatum

SIGNIFICADO: A quarta fase é atingida pouco antes ou no início do surto de
crescimento pubertário.

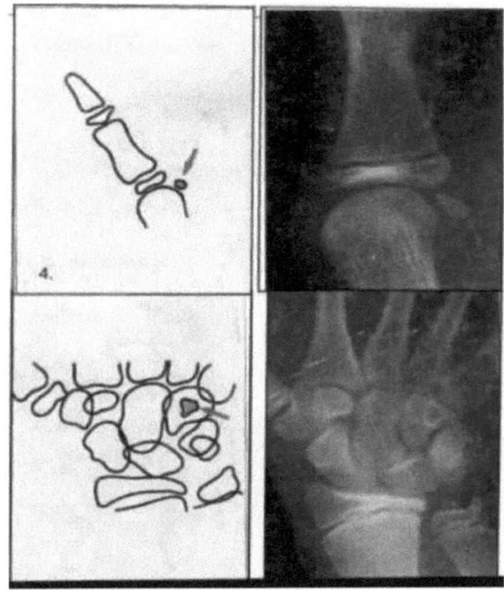

QUINTO ESTÁGIO MP3cap; PPlcap e R cap (M=14 anos; F=11 anos)
Durante esta fase, a diáfise é coberta pela epífise em forma de calote
MP3cap-stage, o processo de capping começa na falange média do terceiro dedo
PP1cap-stage, na falange proximal do polegar
R fase de cobertura, no raio
SIGNIFICADO: Esta fase de ossificação marca o pico do surto de crescimento
pubertário

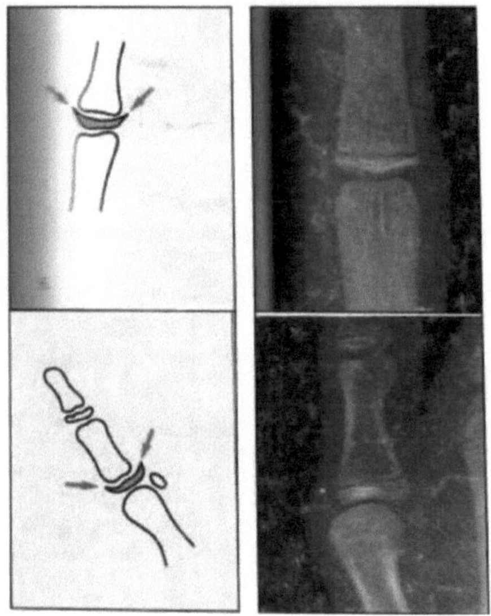

Fase de tampão MP3 e tampão PP1

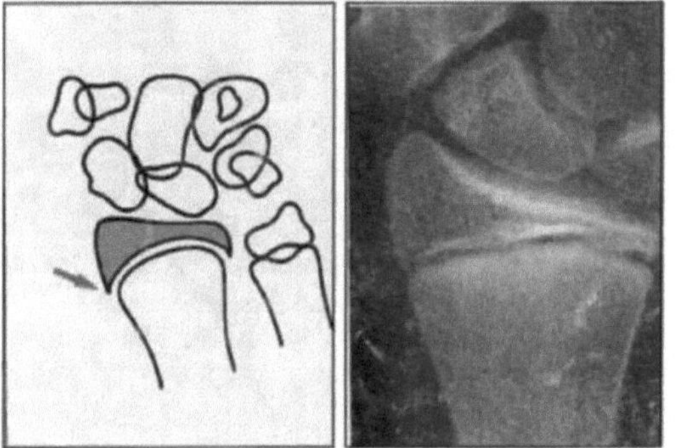

R fase da tampa no raio

SEXTO ESTÁGIO DP3u Estágio (M=15 anos; F=13 anos)

União visível da epífise e da diáfise na falange distal do dedo médio (DP3).
SIGNIFICADO: Este estádio de desenvolvimento constitui o fim do crescimento
pubertário

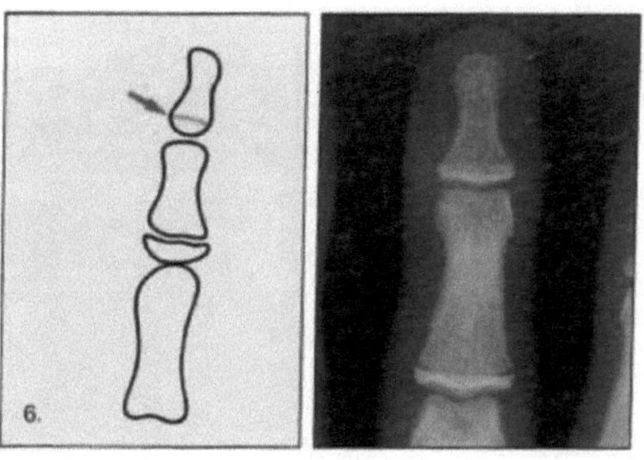

SÉTIMO ESTÁGIO Estágio PP3u (M=15,9 anos; F=13,3 anos)

União visível da epífise e da diáfise na falange proximal do terceiro dedo (PP3)
SIGNIFICADO: 1 ano após o surto de crescimento, resta pouco potencial de crescimento

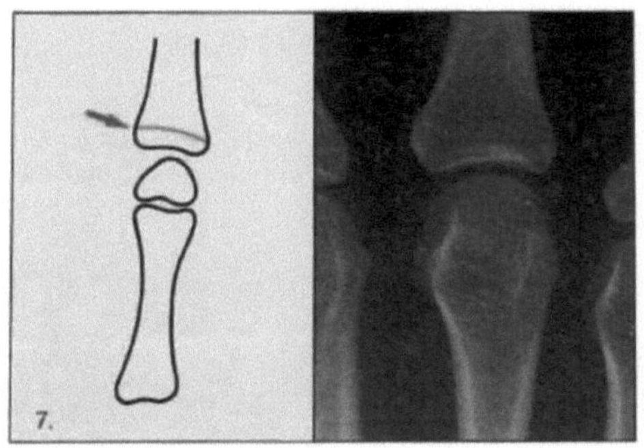

OITO FASES Fase MP3u (M=15,9 anos; F=13,9 anos)

A união da epífise e da diáfise na falange média do dedo médio é claramente visível (MP3)

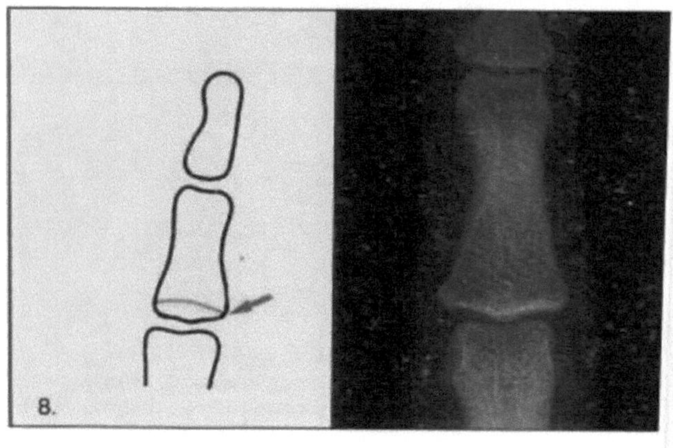

NONO ESTÁGIO Estágio Ru (M=18,5 anos; F=16 anos)
União completa da epífise e da diáfise do rádio.

SIGNIFICADO: A ossificação de todos os ossos da mão está completa e o crescimento esquelético está terminado, marcando o fim do crescimento ativo.

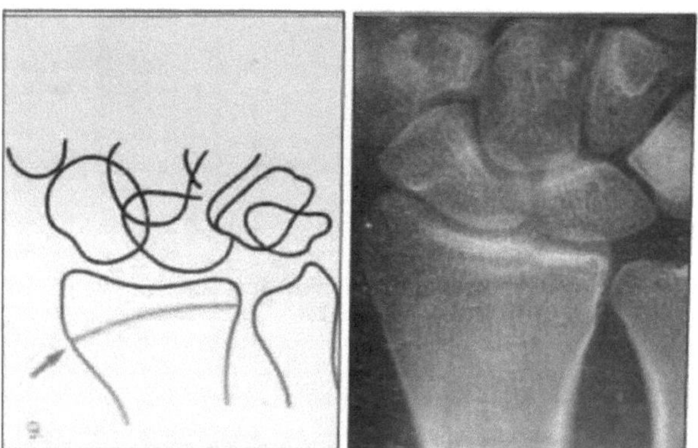

GROWTH PERIOD

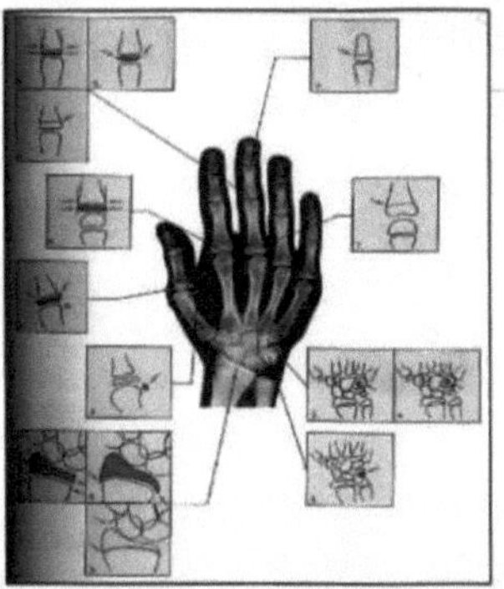

Schoph, 1978		Male	Female
Stage1	PP2 =	10.6yr	8.1
Stage2	MP3 =	12.0	8.1
Stage3	Pisi, H1,R=	12.6	9.6
Stage4	S & H2	13.0	10.6
Stage5	MP3,R, PP1cap	14.0	11.0
Stage6	DP3U	15.0	13.0
Stage7	PP3U	15.9	13.3
Stage8	MP3U	15.9	13.9
Stage9	RU	18.5	16.0

GRÁFICO RESUMIDO DAS FASES E DAS CORRESPONDENTES IDADES DO ESQUELETO NO MÉTODO DE BJORK, GRAVE E BROWN

MÉTODO DE AVALIAÇÃO DA MATURIDADE ESQUELÉTICA DE SINGER :
Julian singer, em 1980, propôs um sistema de avaliação radiográfica da mão-punho que permitiria ao clínico determinar rapidamente e com alguma fiabilidade o estado maturacional do doente.[2]
Para estabelecer uma linha de base para uma referência clínica simples, são descritas seis fases de desenvolvimento do pulso.

ESTÁGIO 1 (Precoce) : Ausência precoce do pisiforme,
Ausência do gancho de Hamate e
Epífise da falange proximal do segundo dígito (pp2) mais estreita do que o seu eixo.
1 ano antes do pico de crescimento pubertário

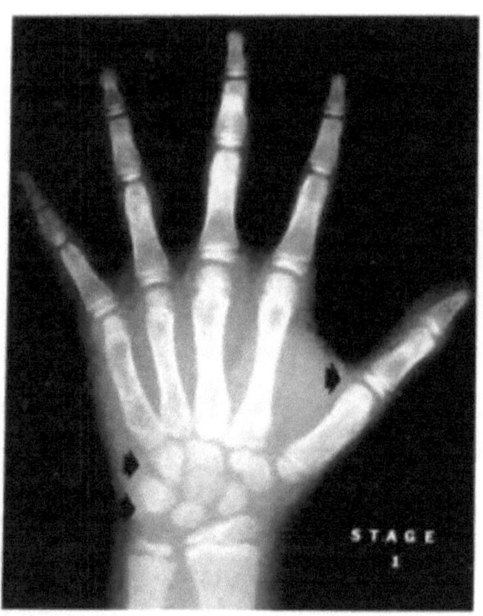

ESTÁGIO 2 (Pré-púbere) : A falange proximal do segundo dígito e a sua epífise são iguais em largura (pp2=),
Ossificação inicial do gancho de Hamate e
Ossificação inicial do pisiforme
Início do surto de crescimento pubertário

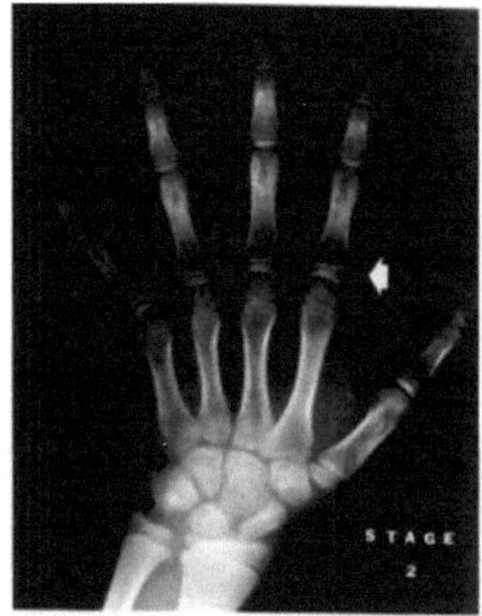

ESTÁGIO 3 (início pubertário): início da calcificação do sesamoide ulnar, aumento da largura da epífise de pp2 e

Aumento da calcificação do gancho de Hamate e do pisiforme
Marca o início do surto de crescimento pubertário

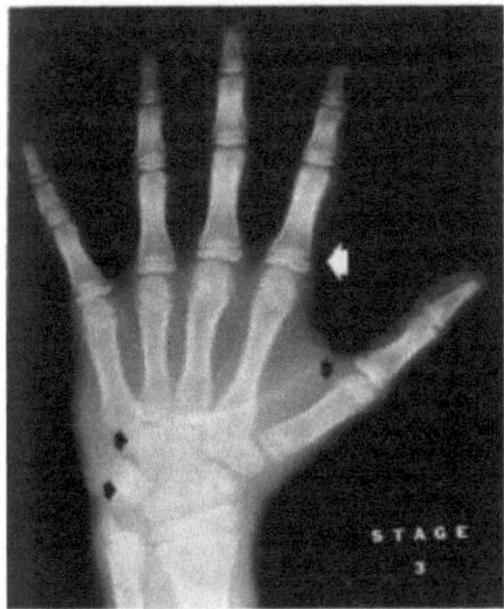

FASE 4 (Puberal): Calcificação do sesamoide ulnar e
Cobertura do eixo da falange média do terceiro dígito pela sua epífise (MP3cap) Fase de
aceleração do surto de crescimento pubertário

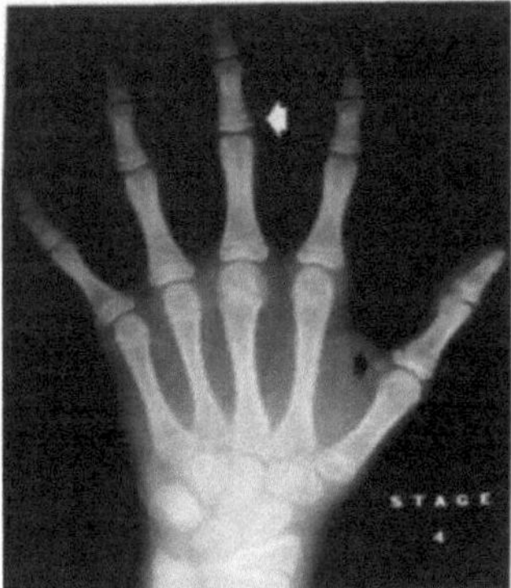

FASE 5 (desaceleração pubertária): O sesamoide ulnar está completamente
calcificado e
Calcificação da epífise da falange distal do terceiro dígito com o seu eixo (DP3u) Todas
as falanges e carpos completamente calcificados e
Epífises do rádio e do cúbito não totalmente calcificadas com os respectivos eixos.

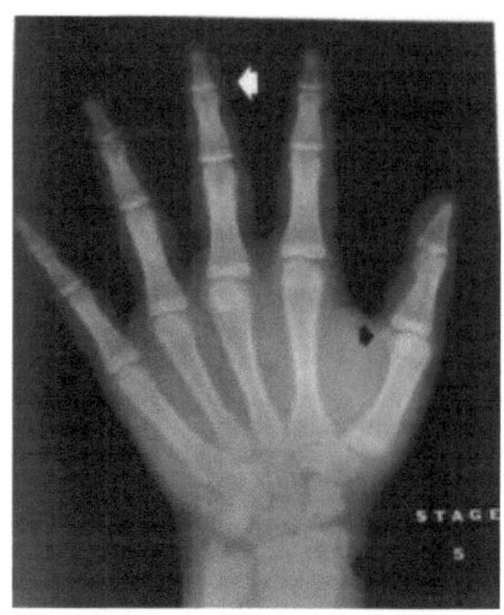

FASE 6 (Conclusão do crescimento) : Não há mais sítios de crescimento presentes
Fusão da epífise e da diáfise do rádio e do cúbito

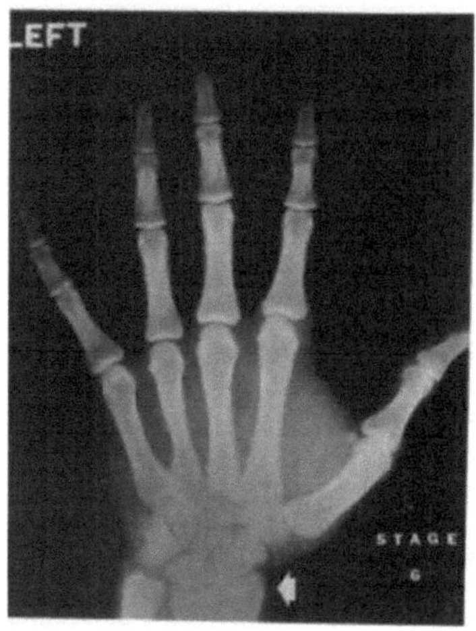

IMPLICAÇÕES CLÍNICAS:

A fase 2 representa o período anterior ao surto de crescimento da adolescência, durante o qual são possíveis quantidades significativas de crescimento mandibular
A terapia ortodôntica da maxila em conjunto com o crescimento da mandíbula pode ajudar a corrigir uma relação de classe II com rapidez e facilidade consideráveis
A fase 5 representa o período de crescimento em que o tratamento ortodôntico pode estar concluído e o paciente está em terapia de retenção

INDICADOR DE MATURIDADE ESQUELÉTICA DE FISHMAN (1982) [1]

Proposta por Leonard S Fishman em 1982

Utilizar sítios anatómicos localizados no polegar, terceiro dedo, quinto dedo e rádio Onze indicadores discretos da maturidade esquelética do adolescente que abrangem todo o período de desenvolvimento do adolescente

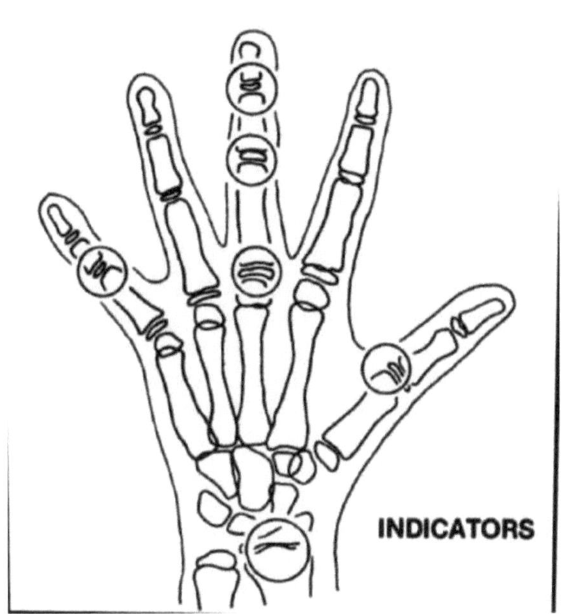

IMAGEM: LEONARD S. FISHMAN : Avaliação radiográfica da maturação do esqueleto .Angle orthod vol.52, No.2

Quatro fases da maturação óssea

1. Epífise de largura igual à da diáfise

2. Aspeto do sesamoide adutor do polegar

3. Cobertura da epífise.

4. Fusão da epífise

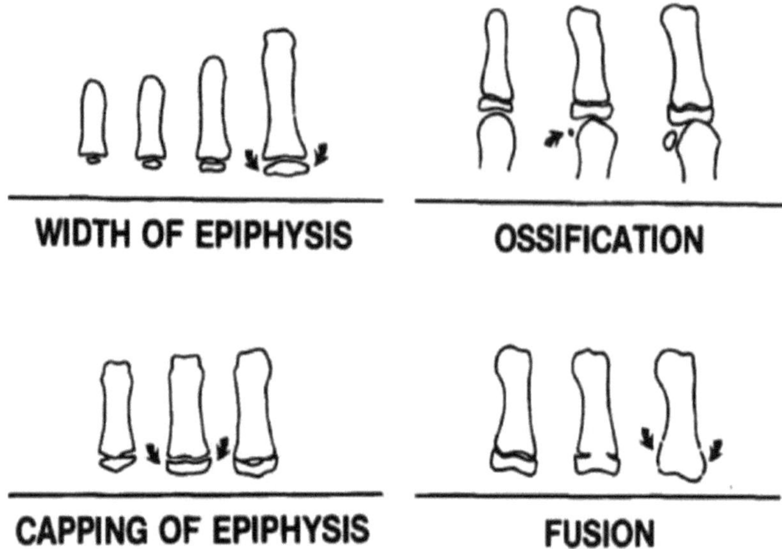

Fig. 2 Radiographic identification of skeletal maturity indicators.
A. Epiphysis equal in width to diaphysis.
B. Appearance of adductor sesamoid of the thumb.
C. Capping of epiphysis.
D. Fusion of epiphysis.

INDICADORES DE MATURIDADE ESQUELÉTICA DE FISHMAN:
LARGURA DA EPÍFISE IGUAL À DA DIÁFISE:

SMI-1 Terceira falange proximal do dedo mínimo
SMI-2 Terceira falange média de Iinger
SMI-3 Quinto dedo - sesamoide falanxadutor médio do polegar
SMI-4 Aspeto do sesamoide adutor do polegar

COBERTURA DA EPÍFISE:

SMI-5 Terceiro dedo -Falange distal SMI-6 Terceiro dedo -Falange média SMI-7 Quinto dedo -Falange média

FUSÃO DA EPÍFISE E DA DIÁFISE :

SMI-8 Terceiro dedo-Falange distal SMI-9 Terceiro dedo-Falange proximal SMI-10 Terceiro dedo-Falange média SMI-11 Visto no rádio

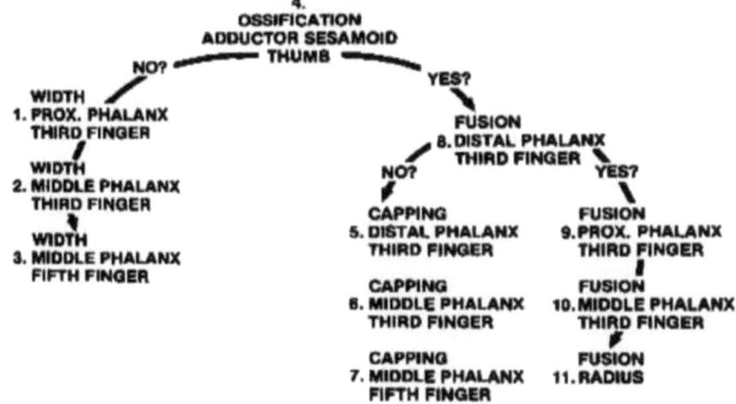

Fig. 4 An observational scheme for assessing SMIs on a hand-wrist radiograph.

SIGNIFICADO :

SMI 1,2,3 :- Ocorre aproximadamente 3 anos antes do surto de crescimento pubertário.
SMI 4: Esta fase ocorre pouco antes ou no início do surto de crescimento pubertário.
SMI 5,6,7 :- Esta fase ocorre no auge do surto de crescimento pubertário.
SMI 8,9,10,11 :- A ossificação de todos os ossos da mão está concluída e o crescimento do esqueleto está terminado.

Skeletal maturation indicator	Males age (years)	Female age (years)
SMI 1	11.0	9.0
SMI 2	11.7	10.6
SMI 3	12.1	10.9
SMI 4	12.3	11.2
SMI 5	13.0	11.6
SMI 6	13.8	12.0
SMI 7	14.4	12.3
SMI 8	15.1	13.1
SMI 9	15.5	13.9
SMI 10	16.4	14.8
SMI 11	17.4	16.1

SMI - Skeletal maturity indicator

Sachan K, Sharma VP, Tandon P. Um estudo correlativo da idade dentária e da maturação esquelética. Indian J Dent Res 2011;22;882

MÉTODO DE INDICAÇÃO DA MATURIDADE ESQUELÉTICA DE HAGG E TARANGER (1982) :

Hagg e Taranger, em 1982, descreveram 5 fases de crescimento do MP3, baseadas principalmente nas alterações epifisárias [7]
O desenvolvimento esquelético do punho-mão é analisado a partir de radiografias anuais, efectuadas entre os 6 e os 18 anos de idade
Avaliação da ossificação do sesamoide ulnar da articulação metacarpofalângica do primeiro dedo (S) e de certos estádios específicos de 3 ossos epifisários

Sesamoide ulnar:
O sesamoide é geralmente atingido durante o período de aceleração do surto de crescimento pubertário (início do pico de velocidade da altura)
3 Osso epifisário :
-   Falanges média e distal do terceiro dedo (MP3 e DP3)
-   epífise distal do rádio (R).

Falange média do terceiro dedo
MP3-F Fase
Início da curva do surto de crescimento pubertário
A epífise é tão larga como a metáfise
Atingido antes do início da puberdade em 40% dos indivíduos

Mais de 80 % de crescimento potencial restante

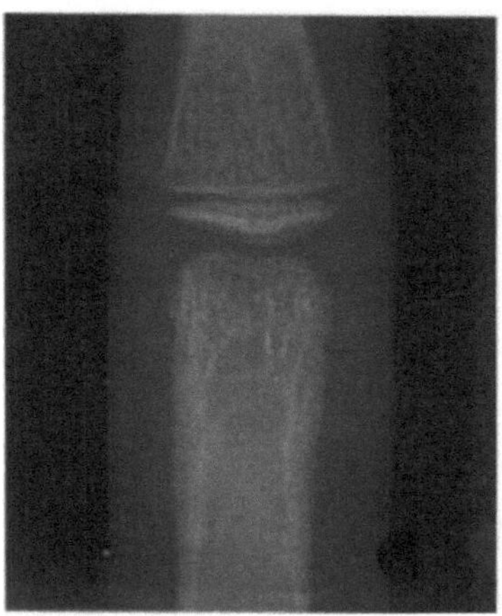

MP3-FG Palco
A epífise é tão larga como a metáfise
O bordo medial e/ou lateral distinto da epífise forma uma linha de demarcação em ângulo reto com o bordo distal
Esta fase é atingida um ano antes ou na PHV

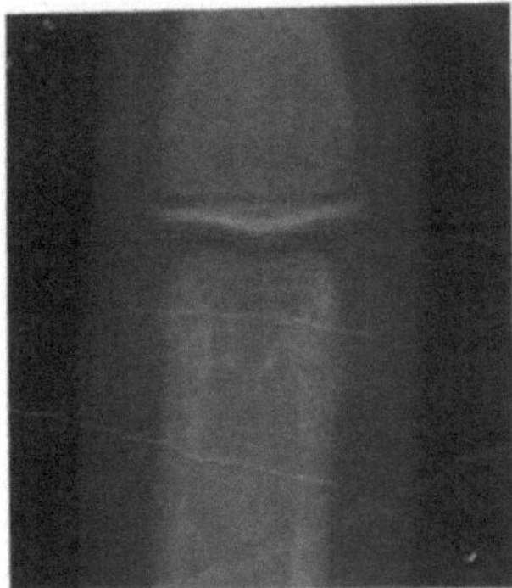

Palco MP3-G
Os lados da epífise são mais espessos e cobrem a sua metáfise, formando um bordo distal afiado num ou em ambos os lados
Um ano após o PHV

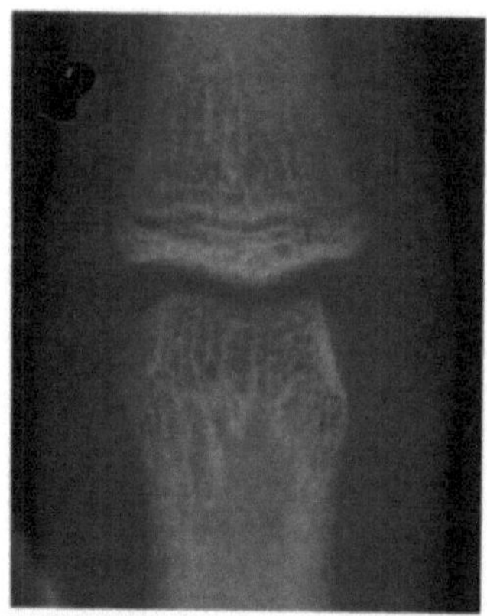

Fase MP3-H
Início da fusão da epífise e da metáfise
Atingido após a PHV mas antes do fim do surto de crescimento

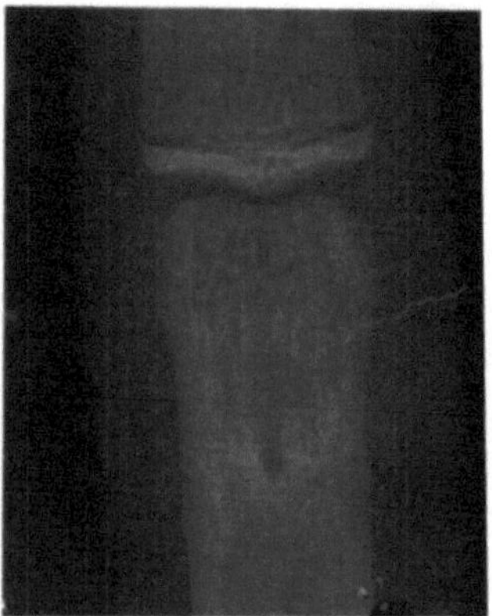

MP3-I Fase
A fusão da epífise e da metáfise está concluída Fim do surto de crescimento pubertário

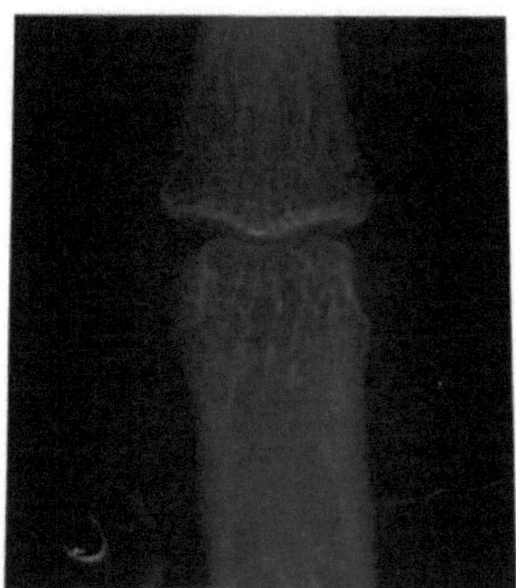

Falange distal do terceiro dedo
DP3-I:
A fusão da epífise e da metáfise está concluída
Isto é alcançado durante o período de desaceleração do surto de crescimento pubertário
(fim da PHV)

Raio
R-I: Início da fusão da epífise e da metáfise
-Esta fase é atingida 1 ano antes ou no final do surto de crescimento
R-IJ: A fusão está quase concluída, mas ainda existe uma pequena lacuna numa ou em
ambas as margens
R-J: Caracterizado pela fusão da epífise e da metáfise
-Estas fases não foram atingidas antes do final do surto de crescimento pubertário

AS VÉRTEBRAS CERVICAIS COMO INDICADOR DA MATURIDADE ESQUELÉTICA

O desenvolvimento das vértebras cervicais mostrou semelhanças com os indicadores de maturidade esquelética encontrados na área do pulso da mão
Oferecer um método alternativo de avaliação da maturidade sem necessidade de uma radiografia do punho t
LAMPARSKI, em 1972, foi a primeira pessoa a estudar as vértebras cervicais e desenvolveu uma série de normas para avaliar a idade do esqueleto, tanto em homens como em mulheres, com base nas vértebras cervicais

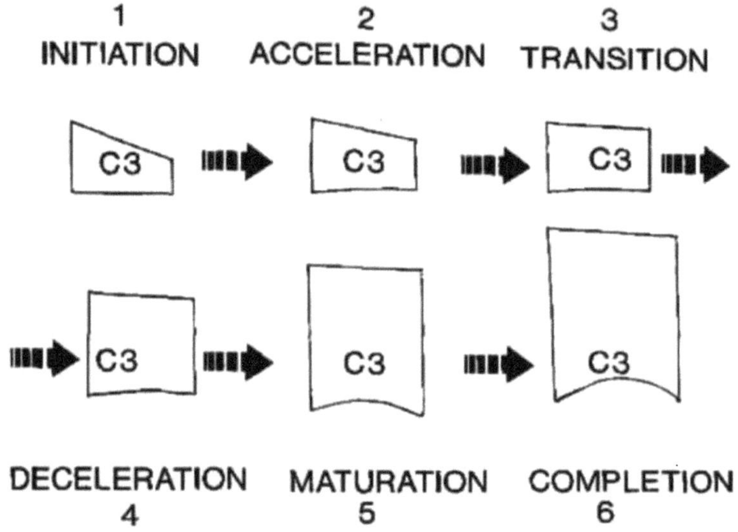

Fig. 1. Cervical vertebrae maturation indicators using C3 as guide. (See Table I.)

INÍCIO:
Os bordos inferiores de C2, C3 e C4 eram planos nesta fase
Vértebras em forma de cunha, e os bordos vertebrais superiores eram afilados de posterior para anterior
Nesta fase, o crescimento na adolescência estava apenas a começar e esperava-se 80% a 100% do crescimento na adolescência
Esta fase corresponde aos SMI 1 e 2

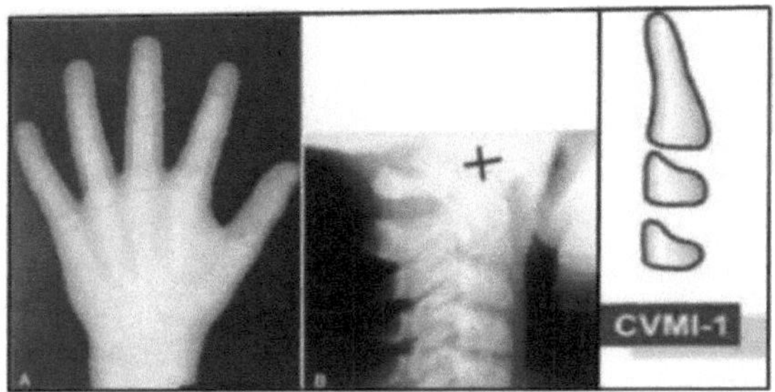

ACELERAÇÃO:

As concavidades estavam a desenvolver-se nos limites inferiores de C2 e C3

O bordo inferior de C4 era plano

As carroçarias do C3 e do C4 tinham uma forma quase retangular

Isto corresponde a uma combinação de SMI 3 e 4

A aceleração do crescimento estava a começar nesta fase, esperando-se 65% a 85% do crescimento na adolescência

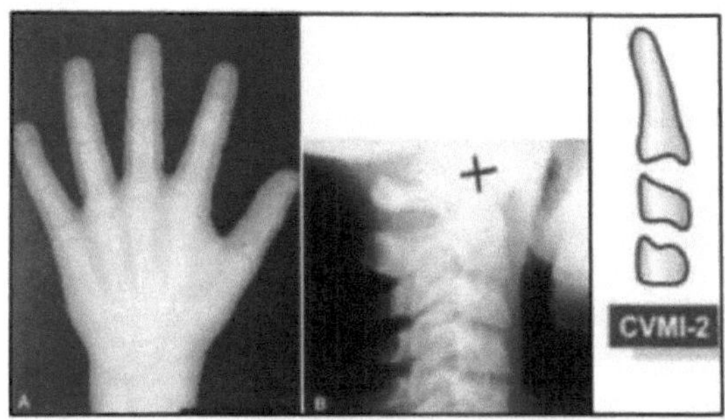

TRANSIÇÃO:

Foram observadas concavidades distintas nos bordos inferiores de C2 e C3

Começava a desenvolver-se uma concavidade no bordo inferior de C4

Os corpos de C3 e C4 eram de forma retangular

Isto corresponde a uma combinação de SMI 5 e 6

O crescimento dos adolescentes ainda estava a acelerar nesta fase, prevendo-se que 25% a 65% do crescimento dos adolescentes

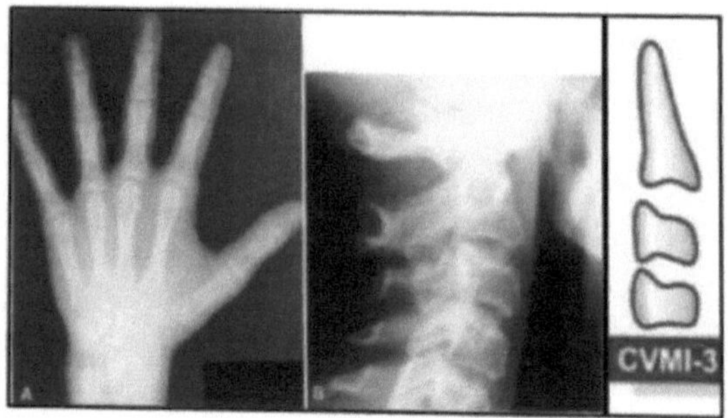

DECELERAÇÃO:

Foram observadas concavidades distintas nos bordos inferiores de C2, C3 e C4

Os corpos vertebrais de C3 e C4 estavam a tornar-se mais quadrados

Isto corresponde a uma combinação de SMI 7 e 8

O crescimento na adolescência começou a desacelerar nesta fase, esperando-se que 10% a 25% do crescimento na adolescência

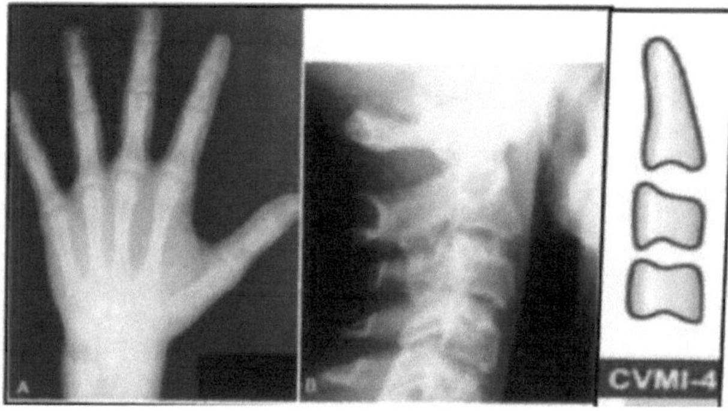

MATURAÇÃO:

Concavidades mais acentuadas nos bordos inferiores de C2, C3 e C4

As carroçarias de C3 e C4 tinham uma forma quase quadrada

Isto corresponde a uma combinação de SMI 9 e 10

A maturação final das vértebras ocorre durante esta fase, sendo esperados 5% a 10% do crescimento adolescente

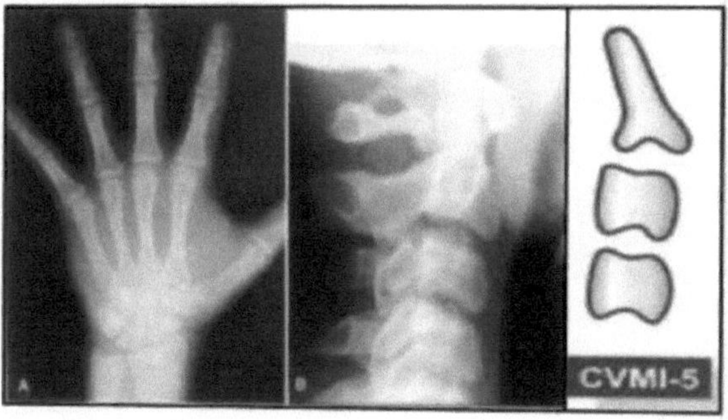

CONCLUSÃO :
Foram observadas concavidades profundas nos bordos inferiores de C2, C3 e C4
Os corpos de C3 e C4 eram maiores na dimensão vertical do que na horizontal
Isto correspondia à dimensão 11 do SMI
Crescimento concluído nesta fase

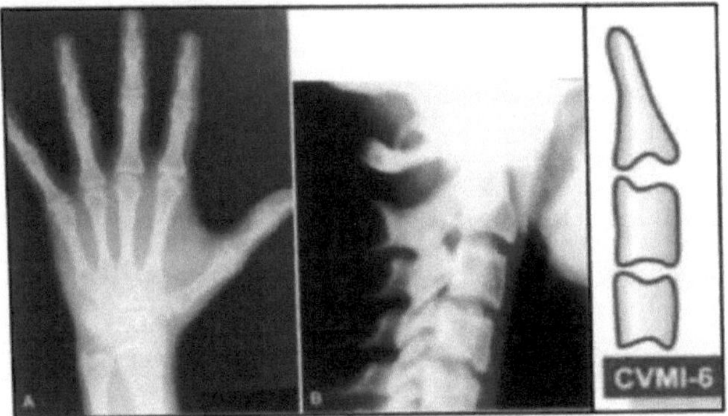

ASSOCIAÇÃO ENTRE CVMI E SMI :

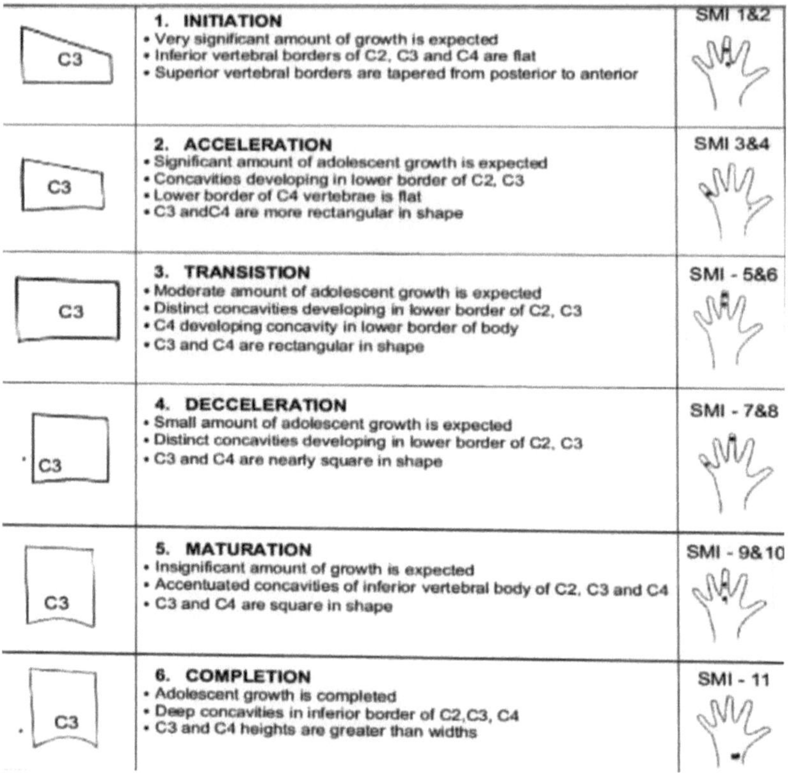

C3	**1. INITIATION** • Very significant amount of growth is expected • Inferior vertebral borders of C2, C3 and C4 are flat • Superior vertebral borders are tapered from posterior to anterior	SMI 1&2
C3	**2. ACCELERATION** • Significant amount of adolescent growth is expected • Concavities developing in lower border of C2, C3 • Lower border of C4 vertebrae is flat • C3 andC4 are more rectangular in shape	SMI 3&4
C3	**3. TRANSISTION** • Moderate amount of adolescent growth is expected • Distinct concavities developing in lower border of C2, C3 • C4 developing concavity in lower border of body • C3 and C4 are rectangular in shape	SMI - 5&6
C3	**4. DECCELERATION** • Small amount of adolescent growth is expected • Distinct concavities developing in lower border of C2, C3 • C3 and C4 are nearly square in shape	SMI - 7&8
C3	**5. MATURATION** • Insignificant amount of growth is expected • Accentuated concavities of inferior vertebral body of C2, C3 and C4 • C3 and C4 are square in shape	SMI - 9&10
C3	**6. COMPLETION** • Adolescent growth is completed • Deep concavities in inferior border of C2,C3, C4 • C3 and C4 heights are greater than widths	SMI - 11

Lamparksi D. Skeletal age assessment utilising cervical vertebrae (Tese). Pittsburgh: Universidade de Pittsburgh; 1972 (citado de Am J Orthod 1995;107:55-8,Fonte de imagem- Indian Journal of Dental Research

CALCIFICAÇÃO DO CANINO MANDIBULAR COMO INDICADOR DA MATURAÇÃO DO ESQUELETO (1993) :

Coultinho, Buschang e Miranda estudaram a associação entre a calcificação canina e a maturação do esqueleto

Foi encontrada uma estreita associação entre os estágios de calcificação do canino mandibular e os indicadores de maturidade esquelética

STAGES	ASSOCIATION	SIGNIFICANCE
F wall of pulp chamber triangle Funnal shape	epiphyses of of the 3rd and the 5th middle phalanges are equal in length to their diaphyses SMI 2 AND SMI3	initiation of puberty.
G Wall become more parallel	capping of the third middle and the fifth proximal phalanges and the presence of the adductor sesamoid. SMI 4,5,6	65% to 85% of adolescent growth expected.

STAGES	ASSOCIATION	SIGNIFICANCE
H apical end completely closed	fusion of the epiphyses to their respective diaphyses.	10 – 25% growth Little or no growth

Relações entre os estágios de calcificação de caninos mandibulares e a maturidade esquelética S Coutinho, PH Buschang, F Miranda .(AJODO 1993; 104(3) 262-8.

A maioria dos estudos que correlacionam a maturação dentária com a maturação esquelética não incluiu os terceiros molares inferiores

Engstrom, em 1983, efectuou um estudo para analisar o desenvolvimento do 3° molar inferior e se este poderia ser correlacionado com a maturidade esquelética

Uma razão provável para a grande variabilidade observada em estudos anteriores relativamente ao desenvolvimento do 3° molar pode dever-se ao facto de o seu desenvolvimento estar relacionado com a idade cronológica e não com a idade esquelética

DESENVOLVIMENTO DO TERCEIRO MOLAR INFERIOR EM RELAÇÃO À MATURIDADE ESQUELÉTICA E À IDADE CRONOLÓGICA

Fases de desenvolvimento do 3º molar inferior
Os estádios de desenvolvimento do 3º molar inferior foram determinados a partir de OPGs [5]

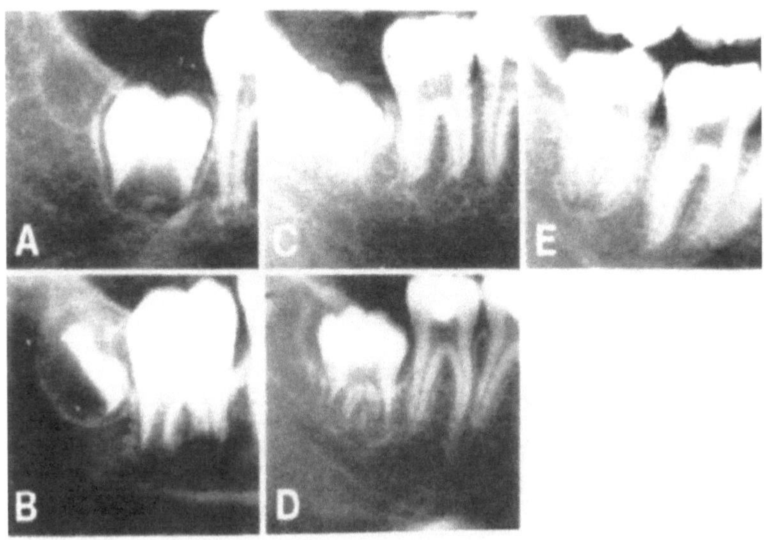

Fig. 1 Developmental stages of the lower third molar.

A Stage 1 Tooth germ visible as a rounded radiolucency
B Stage 2 Cusp mineralization complete
C Stage 3 Crown formation complete
D Stage 4 Root half formed
E Stage 5 Root formation complete, but apex not closed

As fases de desenvolvimento foram classificadas em

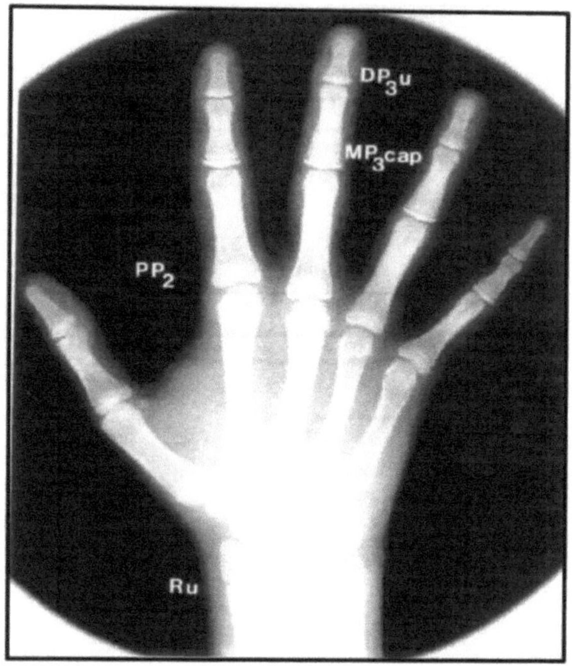

PP2= : falange proximal do segundo dedo, com a epífise tão larga como a diáfise
MP3cap : Falange média do terceiro dedo, a epífise capta a sua diáfise
DP3u : Falange distal do terceiro dedo, união epifisária completa
Ru: Epífise distal do rádio, união epifisária completa

O desenvolvimento do terceiro molar inferior apareceu ligeiramente mais cedo nos rapazes do que nas raparigas Foi encontrada uma forte correlação entre a idade cronológica e o desenvolvimento do terceiro molar Foi também encontrada uma forte correlação entre o desenvolvimento do terceiro molar e a maturidade esquelética No estádio PP2- O terceiro molar mostrou sinais de mineralização completa da coroa molar na maioria dos indivíduos (B)
Na fase MP3cap- A formação da coroa do terceiro molar inferior estava completa na maioria dos indivíduos e o desenvolvimento da raiz começou em alguns

Na fase DP3u- A coroa do terceiro molar inferior ainda estava incompleta nalguns indivíduos, mas o comprimento total da raiz foi atingido noutros (E)
Na fase Ru- Apenas a coroa foi completada em 1/3 dos indivíduos e raramente a raiz se desenvolveu em 1/3 e o comprimento total foi visto no resto dos indivíduos

Os resultados parecem mostrar que o desenvolvimento dos terceiros molares inferiores parece estar globalmente correlacionado com a maturação do esqueleto

DESENVOLVIMENTO DO SEIO FRONTAL COMO INDICADOR DA MATURIDADE SOMÁTICA NA PUBERDADE

A possibilidade de prever o estádio de maturidade somática através da análise do crescimento do seio frontal foi avaliada por Ruf e Pancherz em 1996

O desenvolvimento do seio frontal, tal como observado nos cefalogramas laterais, foi avaliado em várias idades [6]

O material era composto por 53 rapazes, existindo filmes laterais da cabeça de cada indivíduo durante um período de 2 anos, juntamente com dados da altura do corpo durante 7 anos, incluindo o período pubertário

As películas da cabeça foram tiradas em intervalos anuais e as leituras da altura do corpo foram feitas a cada 3-6 meses

Os limites periféricos do seio frontal foram traçados

O ponto mais alto Sh e o ponto mais baixo Sl foram marcados

Foi traçada uma linha que liga Sh & Sl

Uma perpendicular a esta linha foi traçada no ponto mais largo e a largura máxima do seio foi avaliada

Foram analisadas duas películas laterais da cabeça de cada indivíduo, com intervalos de 1 ano e 2 anos. Foram formados dois intervalos de previsão T1 e T2 (1 ano e 2 anos)

A velocidade média anual de crescimento (mm/ano) do seio frontal foi calculada separadamente para cada um dos intervalos de previsão T1 ou T2

Foi calculado o aumento médio anual da altura do corpo em mm. À velocidade máxima de crescimento do corpo na puberdade foi atribuído o termo pico de altura do corpo ou Bp.

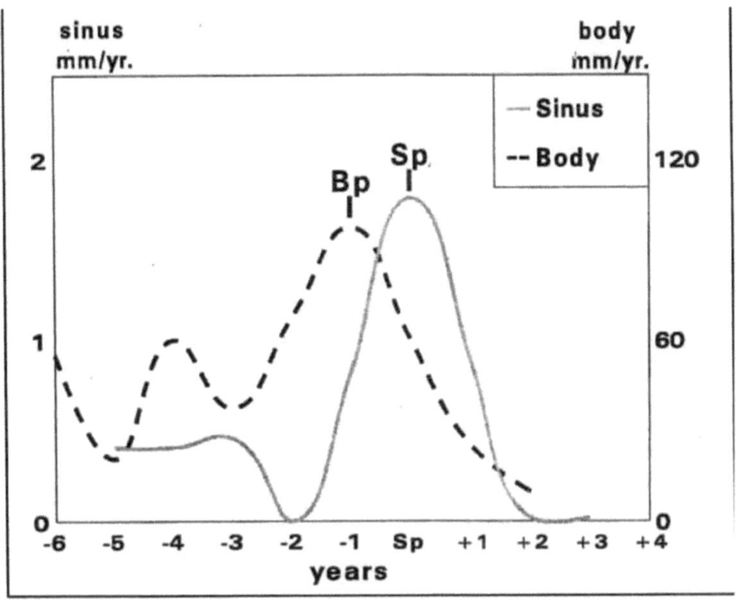

A velocidade de crescimento do seio frontal na puberdade está intimamente relacionada com a velocidade de crescimento da altura do corpo (Sp
1,4 anos após o Bp)
Nos homens, a idade média do pico do seio frontal é de 15,1 anos
Num período de 1 ano, observa-se um crescimento de 1,3 mm/ano no seio frontal em 84% dos indivíduos (T1)
Num período de 2 anos, observa-se um crescimento de 1,2 mm/ano em 70% dos indivíduos na região do seio frontal (T2)

Procedimento de previsão:
A velocidade de crescimento do seio frontal Sv foi comparada com os valores T1 e T2
Se o valor de Sv foi tão alto ou mais alto que os valores de T, pode-se assumir que o Sp foi alcançado durante o intervalo de previsão, portanto Bp foi alcançado aproximadamente 1,4 sim antes do ponto médio do intervalo de observação

Se o valor de Sv for inferior aos valores de T, não se pode dizer se o sujeito é pré-pico ou pós-pico no crescimento do seio frontal, a idade do sujeito também é necessária para

41

a previsão

Como o pico do seio frontal é atingido aos 15,1 anos, uma idade inferior significa que o Sp ainda não foi atingido, pelo que o Bp ainda não foi atingido

Se a idade do indivíduo for superior a 15,1 anos e o valor de Sv for inferior ao valor de T, pode presumir-se que o Sp passou e também que o Bp passou mais de 1,4 anos antes do início do intervalo de observação (T1 ou T2)

A SUTURA PALATINA MEDIANA COMO INDICADOR DE MATURIDADE

Em 1982, Fishman desenvolveu o sistema de avaliação da maturação esquelética (SMA) que envolve a identificação de 11 indicadores de maturidade esquelética em radiografias H/W que ocorrem em série desde o início até ao fim da adolescência [4]
Todas as medidas associadas ao crescimento da mandíbula se correlacionam em intensidade e tempo com o crescimento em estatura, A maxila demonstra menos conformidade
Por conseguinte, saber mais sobre o desenvolvimento do maxilar pode ajudar o médico a calendarizar melhor os procedimentos como a expansão maxilar
Fishman, em 1994, realizou um estudo para avaliar o padrão de ossificação da sutura palatina mediana e se este poderia ser usado como um indicador de maturidade.

Os estádios de ossificação da sutura palatina mediana foram comparados com os estádios SMI de Fishman Foram identificados determinados pontos de referência nas películas oclusais que constituíram a base de comparação
Ponto A - Ponto mais anterior da pré-maxila
Ponto B - Ponto mais posterior da parede posterior do forame incisivo
Ponto P - ponto tangente a uma linha que liga as paredes posteriores do forame palatino maior

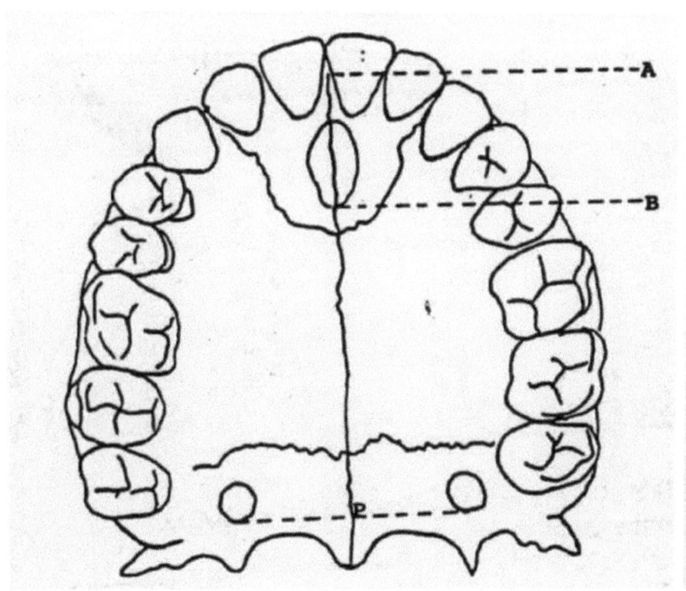

Estes foram registados para as seguintes dimensões: A-P - dimensão total da sutura

A-B - dimensão anterior da sutura
B-P - dimensão posterior da sutura

Os resultados revelaram que existe uma correlação significativa entre o desenvolvimento maturacional e o início da ossificação da sutura palatina mediana

SMI	MPS	CORRELATION
SMI 3	Only about 8% fused	
Before SMI 4	Very little or no mid palatal approximation exists	Before beginning of puberty
b/w SMI 4 - 7	An osseous interdigitation is very evident with approximation in some areas	Occurs during pubertal growth spurt
SMI 9	Increase in rate of approximation (25%)	Deceleration of pubertal growth spurt
SMI 11	Only 50% approximated (higher % age occurs posteriorly)	End of adolescence

Implicações clínicas :

A altura ideal para iniciar a expansão ortopédica é durante a fase maturacional inicial, SMI 1 a 4

Teoricamente, seriam necessários menos valores de força ortopédica se o tratamento fosse iniciado precocemente.

BIOMARCADORES COMO INSTRUMENTO DE AVALIAÇÃO DA MATURIDADE DO ESQUELETO

SULFATO DE DEHIDROEPIANDROSTERONA SÉRICO E MATURAÇÃO ESQUELÉTICA:

A puberdade é um fenómeno neuroendócrino em que a hipófise e o hipotálamo desempenham um papel importante no seu início. Tanto a hipófise como o hipotálamo, em conjunto, são designados por gonadostat. Na puberdade, a hormona libertadora de gonadotropinas é segregada pelo hipotálamo, que estimula a hipófise a segregar gonadotropinas (FSH, LH) [11]

Estas gonadotrofinas estimulam as gónadas a segregar os esteróides sexuais testosterona e estrogénio, que por sua vez afectam a maturidade do esqueleto na puberdade.

Para que as gonadotrofinas iniciem a sua ação, é necessário um estímulo da glândula suprarrenal.

A glândula suprarrenal segrega esteróides como a dehidroepiandrosterona (DHEA) e o seu conjugado sulfatado, o sulfato de dehidroepiandrosterona (DHEAS), que estão presentes na circulação cerca de 3 anos antes da puberdade.

Este período é designado por adrenarca

Estes esteróides podem estimular o crescimento e a proliferação da cartilagem epifisária e potenciar a ação da hormona do crescimento
Verificou-se que a DHEAS melhora a deposição óssea para aumentar a densidade mineral óssea e para manter a massa óssea esponjosa e cortical através de uma ação protetora nos osteoblastos.

Os níveis séricos de DHEAS são elevados nos recém-nascidos, após o que se verifica uma diminuição, seguida de um rápido aumento dos níveis séricos a partir dos 7 anos de idade nas mulheres e dos 8 anos de idade nos homens, com um aumento gradual até atingir o valor adulto.

SKELETAL MATURITY STAGE (SMS)	SERUM DHEA-S LEVELS (µg/ dL)
Pre-pubertal	20-100
Early Pubertal	100-200
Mid Pubertal	200-300
Late Pubertal	300-400
Post-Pubertal	400-500

PTHrP SÉRICO E MATURAÇÃO ESQUELÉTICA:

A proteína relacionada com a hormona paratiroideia (PTHrP) regula vários passos no desenvolvimento da placa de crescimento e da cartilagem secundária na cabeça do côndilo durante a morfogénese do esqueleto.[12]

Num estudo de investigação realizado para avaliar a relação entre a PTHrP sérica e a maturação do esqueleto, foram apresentados os seguintes resultados.

Registaram-se níveis baixos de PTHrP sérico na fase pré-puberal (CS1) do desenvolvimento circumpuberal, com um aumento dos níveis médios de PTHrP sérico a partir da CS1 até aos níveis máximos na puberdade tardia (CS5).

Verificou-se um declínio entre o CS5 e o CS6, sendo os valores no estádio pós-puberal (CS6) inferiores aos valores no estádio pré-puberal (CS1)

O intervalo normal do ensaio de PTHrP foi de 0,5-1,5 ng/ml, e os níveis séricos de PTHrP atingiram o seu pico 2 anos mais tarde do que o pico da velocidade de crescimento. Verificou-se uma redução dos níveis séricos médios de PTHrP de 14,5 ng/por litro de sangue na fase pubertária tardia para 8,3ng por mililitro na fase pós-púbere

SKELETAL MATURITY STAGE	SERUM PTH LEVELS (pg/mL)
Pre-Pubertal stage	Low (10-30)
Early Pubertal Stage (MP3-F)	Moderate (30-60)
Peak Pubertal Growth (MP3-G)	High (60-90)
Late Pubertal Stage (MP3-H)	Moderate (30-60)
Post Pubertal Stage (MP3-I)	Low (10-30)

FACTOR DE CRESCIMENTO SEMELHANTE À INSULINA 1 E MATURIDADE ESQUELÉTICA:

O fator de crescimento semelhante à insulina (IGF-I) é uma hormona polipeptídica sintetizada principalmente pelo fígado. t[1]

Faz parte de um grupo de hormonas denominadas factores de crescimento semelhantes à insulina.
É considerado um mediador da função da hormona de crescimento.

Está envolvido no crescimento de quase todos os órgãos e desempenha um papel importante no crescimento pós-natal e precisamente no processo de crescimento longitudinal dos ossos
Salmon e Daughaday foram os primeiros a descobrir o IGF-I como mediador da função das hormonas de crescimento, que foi designado por fator de sulfatação.

Vários estudos relataram que os seus níveis séricos em crianças e adolescentes seguiam um padrão que estava intimamente relacionado com a curva de crescimento pubertário.
Baixo nos estádios pré-púberes, seguido de um aumento acentuado na puberdade e, após a cessação do crescimento pubertário, regressando a valores de base mais baixos.

ELISA é utilizado para a deteção de IGF 1

Masoud et al utilizaram um radioimunoensaio para a deteção de IGF1 nos seus estudos.
(Os diferentes ensaios foram comparativamente exactos, especialmente em indivíduos
saudáveis).
A técnica de radioimunoensaio requer laboratórios especiais que deveriam ter sido
equipados para o controlo das radiações

Os níveis séricos de IGF-I atingiram o pico no estádio 4 do índice de maturação
vertebral cervical com um valor médio de 835,6ng/mL.

Os valores médios de IGF-I aumentaram gradualmente desde o estádio 1 (início) da
maturação vertebral cervical até ao nível máximo no estádio 4 (desaceleração) e depois
diminuíram gradualmente até se aproximarem dos níveis de base no estádio 6
(conclusão).

* As fases 3 e 4 revelaram uma diferença entre rapazes e raparigas. As raparigas
apresentaram valores mais elevados na fase 3 (transição), o que indica um início mais
precoce da puberdade, e os rapazes apresentaram valores mais elevados na fase 5
(maturação), o que indica um atraso no surto de crescimento pubertário.

SKELETAL MATURITY STAGE	IGF LEVELS ng/mL
Pre-pubertal Stage	Low (<150)
Early Pubertal Stage (MP3-F)	Moderate (150-200)
Peak Pubertal Growth (MP3-G)	High (250-400)
Late Pubertal Stage (MP3-H)	Moderate (150-200)
Post Pubertal Stage (MP3-1)	Low (<150)

O fluido gengival crevicular (GCF) e o seu papel nos indicadores de maturidade do esqueleto

O fluido crevicular gengival (GCF) é um fluido semelhante ao soro encontrado na fenda entre os dentes e o tecido gengival. É uma fonte rica de biomarcadores que reflectem o estado fisiológico e patológico do periodonto. A investigação recente centrou-se no potencial do GCF como biomarcador não invasivo para avaliar a maturidade esquelética, o que é crucial para otimizar o momento dos tratamentos ortodônticos e outras intervenções relacionadas com o crescimento.[16]

Composição e recolha do GCF

O FGC contém uma variedade de substâncias, incluindo enzimas, citocinas e factores de crescimento, que têm origem nos tecidos periodontais e na corrente sanguínea. A sua recolha é minimamente invasiva, envolvendo normalmente a inserção de tiras de papel absorvente ou tubos microcapilares na fenda gengival, o que o torna um meio conveniente para a recolha repetida de amostras.

Papel do GCF na avaliação da maturidade do esqueleto

A maturidade esquelética é um fator crítico na determinação do momento adequado para os tratamentos ortodônticos e ortopédicos. Os métodos tradicionais de avaliação da maturidade esquelética, como as radiografias mão-punho e os estádios de maturação vertebral cervical (CVM), envolvem a exposição a radiações ionizantes. A análise GCF oferece uma alternativa sem radiação que pode ser utilizada para monitorizar as alterações bioquímicas associadas ao crescimento e desenvolvimento.

Biomarcadores-chave nas CGF

1. **Fosfatase alcalina (ALP):** Uma enzima ligada à formação e mineralização óssea. Níveis mais elevados de ALP no GCF indicam um aumento da renovação e crescimento ósseo, que são proeminentes durante o surto de crescimento pubertário.
2. **Osteocalcina**: Uma hormona proteica não colagénica presente no osso e na dentina, que está envolvida na regulação da mineralização óssea e na homeostase do ião cálcio.
3. **Interleucinas e Prostaglandinas**: Estes mediadores inflamatórios podem refletir a atividade metabólica global no periodonto e têm sido associados às fases de crescimento.

Correlação com indicadores de maturidade do esqueleto

Vários estudos investigaram a correlação entre os biomarcadores do FGC e os indicadores de maturidade esquelética, como os estádios CVM e os estádios da falange média do terceiro dedo (MP3).

1. Estágios de ALP e CVM do fluido crevicular gengival:
   - Estudos demonstraram que os níveis de ALP do FGC aumentam durante as fases iniciais e de pico da puberdade (fases 2 e 3 do MCV) e diminuem à medida que se atinge a maturidade esquelética (fases 4 e 5 do MCV).
2. Estudos comparativos com as etapas do MP3:**
   - A investigação que compara os níveis de ALP do FGC com as fases da MP3 demonstrou uma tendência semelhante, com aumentos significativos de ALP durante os períodos de crescimento rápido do esqueleto, tornando-o um indicador fiável do surto de crescimento pubertário .

A tabela correlaciona valores específicos de biomarcadores do FGC, incluindo IL-1β, TNF-α e MMP-8, com indicadores de maturidade esquelética que vão desde os estádios pré-púbere a pós-púbere

SKELETAL MATURITY INDICATORS	IL-1β (pg/mL)	TNF-α (pg/mL)	MMP-8 (pg/mL)
SMI 1 (Pre-Pubertal)	10	15	20
SMI 2 (Early Pubertal)	20	25	30
SMI 3 (Mid Pubertal)	30	35	40
SMI 4 (Late Pubertal)	40	45	50
SMI (Post Pubertal)	50	55	60

Vantagens da utilização do GCF para a avaliação da maturidade do esqueleto

1. Não invasivo e seguro: A recolha de GCF é minimamente invasiva e não expõe os

doentes a radiação, o que a torna adequada para avaliações repetidas.

2. Conveniente e rentável: O GCF pode ser recolhido facilmente num ambiente clínico sem necessidade de equipamento sofisticado, reduzindo os custos e melhorando a acessibilidade.

3. Reflexo de alterações locais e sistémicas: Uma vez que o GCF contém biomarcadores que reflectem alterações metabólicas locais periodontais e sistémicas, fornece uma visão geral abrangente do estado de crescimento do paciente.

Conclusão

O fluido crevicular gengival representa um promissor biomarcador não invasivo para avaliar a maturidade do esqueleto. A medição de enzimas como a ALP no FGC fornece informações valiosas sobre o momento dos surtos de crescimento, alinhando-se estreitamente com os indicadores radiográficos tradicionais. À medida que a investigação progride, a análise do FGC poderá tornar-se parte integrante dos protocolos de avaliação do crescimento em ortodontia e pediatria, melhorando os cuidados prestados aos doentes ao permitir uma calendarização precisa das intervenções.

A fosfatase alcalina salivar (ALP) como indicador da maturidade esquelética e a sua correlação com os estádios MP3

A Fosfatase Alcalina (ALP) é uma enzima que se encontra em vários tecidos do corpo, com concentrações elevadas no fígado, nas vias biliares e nos ossos. Desempenha um papel crucial no processo de formação e mineralização óssea. Nos últimos anos, tem havido um interesse crescente na utilização da ALP salivar como um biomarcador não invasivo para avaliar a maturidade esquelética, o que é particularmente valioso em ortodontia e ortopedia pediátrica.[14]

ALP salivar e maturidade do esqueleto

A maturidade esquelética é um fator importante para determinar o momento ideal para tratamentos ortodônticos e outras intervenções que dependem de surtos de crescimento. Tradicionalmente, a maturidade esquelética tem sido avaliada através de radiografias mão-punho, que envolvem a exposição a radiação ionizante. No entanto, a ALP salivar oferece uma alternativa promissora, uma vez que pode ser medida de forma não invasiva e reflecte o metabolismo ósseo.

Mecanismo da ALP na formação óssea

A ALP está envolvida na hidrólise de ésteres de fosfato, que é essencial para a mineralização do osso. Durante os períodos de crescimento rápido, como a puberdade, há um aumento da renovação óssea e níveis mais elevados de atividade da ALP. Ao medir a concentração de ALP na saliva, os investigadores podem inferir a taxa de crescimento e desenvolvimento ósseo, tornando-a um indicador útil da maturidade do esqueleto.

Correlação com as fases do MP3

Os estádios MP3 (Middle Phalanx of the Third Finger - falange média do terceiro dedo) são um método amplamente utilizado para avaliar a maturidade do esqueleto. Este método classifica o desenvolvimento do esqueleto em fases distintas com base na ossificação da falange média do terceiro dedo. A investigação demonstrou que existe uma correlação significativa entre os níveis de ALP salivar e os estádios MP3, proporcionando um meio fiável de prever a maturidade do esqueleto.

Fases do MP3 e suas caraterísticas

1. Fase Pré-Puberal (MP3-F): Ossificação mínima, níveis baixos de ALP.
2. Fase Puberal Precoce (MP3-FG): Início da ossificação, aumento moderado dos níveis de ALP.
3. Pico Puberal (MP3-G): ossificação significativa, níveis mais elevados de ALP.
4. Estádio pubertário tardio (MP3-H): conclusão da ossificação, declínio dos níveis de ALP.

5. Fase Pós-Puberal (MP3-I): Totalmente ossificado, níveis de ALP estabilizados.

MP3 STAGE	DESCRIPTION OF SKELETAL MATURITY	SALIVARY ALP LEVELS (U/L)
MP3-F	Early pubertal stage	Low) (10-20)
MP3-FG	Early to mid -pubertal stage	Moderate (20-30)
MP3-G	Peak Pubertal Growth	High (30-40)
MP3-H	Late Pubertal Stage	Moderate (20-30)
MP3-I	Post- Pubertal Stage	Low (10-20)

Estudos demonstraram que os níveis de ALP salivar aumentam durante as fases iniciais da puberdade, atingem o pico durante a fase de pico pubertário e diminuem gradualmente à medida que a maturidade esquelética é atingida. Esta tendência alinha-se de perto com os padrões de ossificação observados nas fases MP3, validando a utilização da ALP salivar como um biomarcador para a maturidade esquelética.

Vantagens da utilização da ALP salivar

1. Não invasivo: a medição da ALP salivar é indolor e não requer exposição a radiação, o que a torna mais segura para utilização repetida.
2. Conveniente: A recolha de amostras é simples e pode ser efectuada em vários locais, incluindo em casa ou num ambiente clínico.
3. Económica: Reduz a necessidade de imagiologia radiográfica dispendiosa, tornando-a acessível para monitorização de rotina.

Conclusão

A ALP salivar apresenta um método promissor e não invasivo para avaliar a maturidade do esqueleto, correlacionando-se bem com os estádios tradicionais da MP3. A sua facilidade de recolha e a ausência de exposição à radiação tornam-no uma alternativa atractiva às técnicas radiográficas convencionais. Mais investigação e validação clínica podem ajudar a integrar este biomarcador na prática de rotina, melhorando a gestão dos tratamentos relacionados com o crescimento em ortodontia e ortopedia pediátrica.

Para proceder à modificação do crescimento e poder tirar o máximo partido do potencial de crescimento restante do paciente, é obrigatório avaliar o estado de maturação esquelética de cada paciente
Os métodos discutidos não são completos ou conclusivos em todos os aspectos, mas reflectem as tendências de mudança com o nosso conhecimento crescente do crescimento e desenvolvimento do sistema esquelético humano, com ênfase na face e nos maxilares

A avaliação da maturação do esqueleto é crucial em ortodontia por várias razões:

1. Tempo de tratamento: Compreender a maturidade esquelética do paciente ajuda os ortodontistas a determinar o momento ideal para vários tratamentos. Por exemplo, os tratamentos de modificação do crescimento são mais eficazes durante os períodos de crescimento ativo.

2. Previsão de crescimento: Ao avaliar a maturação do esqueleto, os ortodontistas podem prever os futuros padrões de crescimento. Isto é especialmente importante na gestão de problemas ortodônticos relacionados com o crescimento, como discrepâncias maxilares.

3. Planeamento do tratamento: Uma avaliação exacta da maturidade esquelética informa o processo de planeamento do tratamento. Ajuda a decidir se se deve proceder à modificação do crescimento, à extração ou a intervenções cirúrgicas.

4. Previsão de resultados: O conhecimento da idade do esqueleto pode ajudar a prever a estabilidade e o resultado do tratamento. Por exemplo, os tratamentos efectuados demasiado cedo ou demasiado tarde em relação à maturidade do esqueleto podem resultar em resultados não óptimos ou em recidivas.

5. Monitorização do progresso: A avaliação regular da maturação do esqueleto permite ao ortodontista monitorizar o progresso do tratamento e fazer os ajustes necessários.

De um modo geral, a avaliação da maturação esquelética é um aspeto fundamental de um tratamento ortodôntico personalizado e eficaz.

REFERÊNCIAS

1. Leonard S. Fishman: Avaliação Radiográfica da Maturação do Esqueleto. Angle orthod vol.52, No.2 abril 1982.

2. Julian Singer: Physiologic timing of orthodontic treatment (Tempo fisiológico do tratamento ortodôntico). Angle Orthod 1980,
pg-322-333

3. Hassel, Farman : Avaliação da maturação do esqueleto utilizando as vértebras cervicais. AJODO 1995; 107:58-66.

4. Revelo.B, Fishman.L.S : Avaliação maturacional da ossificação da sutura palatina mediana. AJODO 1994; 105;288-92

5. Engstrom.C Engstrom.H, Sagne.s : Desenvolvimento dos terceiros molares inferiores em relação à maturidade esquelética e à idade cronológica. Angle orthodontist; vol.53, no.2, abril 1983.

6 .Sabin Ruf, Hans Pancherz : O desenvolvimento do seio frontal como indicador da maturidade somática na puberdade? AJO-DO 1996;110;476-82.

7. Urban Hagg; John Taranger (1982). Indicadores de maturação e o surto de crescimento pubertário. , 82(4), 0-309

8. K.C. Grave; T. Brown (1976). Skeletal ossification and the adolescent growth spurt. , 69(6), 0-619.

9. Tiziano Baccetti, Lorenzo Franchi, James A. McNamara; Uma versão melhorada do

10. Método de Maturação Vertebral Cervical (CVM) para a Avaliação do Crescimento Mandibular. Angle Orthod 1 agosto 2002; 72 (4): 316-323.

1 1.. Sridhar premkumar, Bhadrinadh. Avaliação da DHEAS em indivíduos durante as fases pré-púbere, púbere e adulta da maturação esquelética. EJO 2002, vol 34

12. Mohammed Zahid Hussain, Ashok Kumar Talapaneni. Serum PTHrP level as a biomarker in assessing skeletal maturation during circumpubertal development.

13. Ramy Abdul Rahman Ishaq, Sanaa Abou Zeid Soliman. Fator de crescimento semelhante à insulina I: Um indicador de maturação biológica. Am J Orthod Dentofacial Orthop 2012; 142: 654-61 14.Salivary alkaline phosphatase activity and chronological age as indicators for skeletal maturity. Angle Orthod.2019; 89(4):637-642

15. Proteína total salivar e atividade da fosfatase alcalina como biomarcadores da maturidade esquelética e da previsão do crescimento em crianças saudáveis: Um estudo invivo. J Clin Pediatr Dent. 2021; 45(2) : 82-88

16. Perinetti G, Baccetti T, Contardo L, et al. Atividade da fosfatase alcalina do fluido crevicular gengival como biomarcador não invasivo da maturação do esqueleto. Orthod Craniofac Res.
2011;14(1):44-0

17. Davidovitch M, Eleftheriadi I, Kostaki A, et al. A utilização das indicações de crescimento de Bjork para avaliação dos extremos da morfologia esquelética. Eur J Orthod. 2016;38(6):555-562.

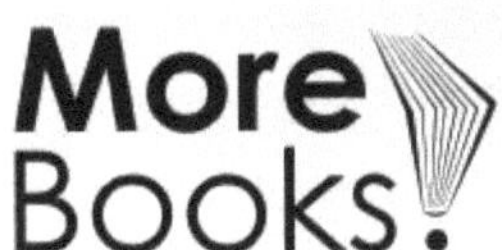

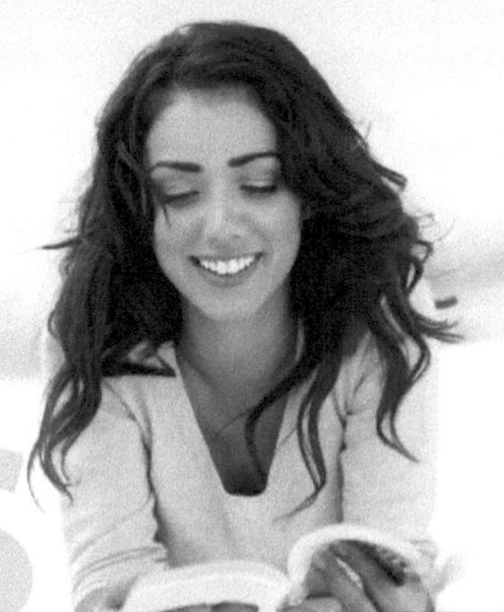

yes
I want morebooks!

Buy your books fast and straightforward online - at one of world's fastest growing online book stores! Environmentally sound due to Print-on-Demand technologies.

Buy your books online at
www.morebooks.shop

Compre os seus livros mais rápido e diretamente na internet, em uma das livrarias on-line com o maior crescimento no mundo! Produção que protege o meio ambiente através das tecnologias de impressão sob demanda.

Compre os seus livros on-line em
www.morebooks.shop

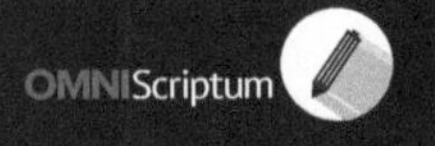